AF300069

DE
L'EXPECTORATION

DANS LA

PHTHISIE PULMONAIRE

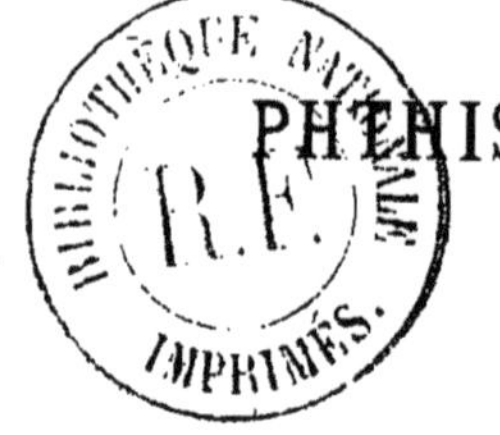

PAR

Le Dr Georges DAREMBERG,

Chef des travaux chimiques au laboratoire de la Charité,
Ex-interne provisoire des hôpitaux de Paris,
Médaille de bronze de l'Assistance publique,
Membre du Comité de rédaction de la Société chimique,
Ex-aide-major à l'ambulance des Invalides (1870-1871),
Officier d'Académie.

PARIS

LIBRAIRIE J.-B. BAILLIÈRE ET FILS
19, rue Hautefeuille, près du boulevard St-Germain.

1876

DE L'EXPECTORATION

DANS LA

PHTHISIE PULMONAIRE

« Non ab uno signo, sed a consensu omnium. »

I

HISTORIQUE.

Avant les découvertes d'Avenbrugger, de Corvisart et de Laënnec, l'examen clinique des crachats tenait une grande place dans la séméiologie des affections thoraciques; mais, comme les moyens d'investigation étaient fort limités, on voulait tirer de ceux que l'on employait beaucoup plus qu'ils ne pouvaient donner. Aussi voyons-nous les plus fidèles observateurs de l'antiquité tirer de l'examen des urines ou des crachats les déductions pronostiques et diagnostiques les plus hasardées. Et au point de vue de l'expectoration, on peut dire que, depuis Hippocrate jusqu'à l'école anatomo-pathologique, les auteurs n'ont fait guère que copier les descriptions du médecin de Cos; ou, lorsqu'ils s'en écartaient, ils tombaient dans toutes les fantaisies qui ont défrayé le moyen âge et qui ont été développées avec tant de prolixité par Paracelse et Van Helmont.

Arrêtons-nous donc un instant à la collection des œuvres

hippocratiques. Non-seulement Hippocrate décrit avec le plus grand soin les crachats chez les pneumoniques et chez les pleurétiques, mais il rapporte plusieurs observations de vomiques purulentes (Pronostic, ch. 12). L'expectoration de la phthisie a souvent aussi attiré son attention. Dans les *Aphorismes* (section 18), il s'exprime ainsi :

Aphor. 433. « Ceux qui vomissent un sang écumeux, sans douleur au-dessous du diaphragme, le rejettent du poumon ; ceux chez qui la grande veine se rompt dans le poumon vomissent du sang en abondance et sont dans un danger imminent ; ceux chez qui une plus petite veine se rompt rejettent moins de sang et sont plus en sûreté. »

Aphor. 434. « Les phthisiques dont les crachats jetés dans le feu exhalent une forte odeur de viande brûlée, et dont les cheveux tombent, sont perdus. »

Aphor. 435. « Quand les phthisiques crachent dans l'eau de mer et que le pus tombe au fond, le danger est imminent : l'eau doit être dans un vase de cuivre. »

Aphor. 437. « La suppression des crachats dans les phthisies amène un délire loquace. Dans ce cas, on peut s'attendre à un flux de sang hémorrhoïdal. »

La lecture de ces quatre aphorismes montre avec quelle facilité les anciens portaient un pronostic sur la vue d'un seul symptôme. Les aphorismes 434 et 435 ont trait aux crachats purulents que l'on rencontre ailleurs que dans la phthisie ; et je dois ajouter que bien souvent ils surnagent dans l'eau salée dans la période ultime de la phthisie.

L'aphorisme 445 prouve, au contraire, une observation très-judicieuse :

« Dans la phthisie, ceux qui ont de la dyspnée par sécheresse et qui expectorent beaucoup de matières crues sont dans un état pernicieux. »

Les observations modernes ont parfaitement vérifié la gravité tirée de l'abondance des crachats.

Dans ses *Epidémies*, Hippocrate décrit à deux reprises l'expectoration des phthisiques qu'il a observés ; mais nous sommes forcé d'avouer que ces descriptions nous apprennent fort peu de chose. Les voici :

« Pendant l'hiver, plusieurs individus qui dépérissaient insensiblement s'alitèrent phthisiques... Ils expectoraient à peine et peu à peu des matières cuites ; chez ceux qui étaient le plus violemment atteints, les crachats n'arrivaient même pas à un peu de coction, et les malades continuaient jusqu'à la fin à cracher des matières crues. » (Epidémies, livre I, 1re constitution.)

« La phthisie était de toutes les maladies la plus considérable... La toux était violente, durait constamment, amenait assez facilement et sans trop de douleur des crachats cuits et liquides. Chez ceux mêmes qui ressentaient quelque douleur, la purgation des humeurs du poumon se faisait très-aisément. Il découlait de la tête une humeur visqueuse, abondante, blanche, aqueuse, écumeuse. » (Epidémies, liv. III, 4e constitution.)

Les médecins de l'antiquité confondaient l'expectoration parmi les flux catarrhaux et regardaient le cerveau comme l'organe producteur de ces flux. Après Hippocrate, Celse dit : «Distillat autem humor de capite interdum in nares « quod leve est ; interdum in fauces quod pejus est ; inter- « dum etiam in pulmonem quod pessimum est. »(*De medicina*, lib. IV, cap. 2.) Et le compilateur Oribase répétera : «L'humeur qui descend de la tête est la cause de la toux.» (*Euphoristes*, ch. 4.) Du reste, cette hérésie sera reproduite jusqu'à Schneider (1664), qui indique l'origine muqueuse de l'expectoration.

Dans les ouvrages de Galien, nous trouvons plusieurs

passages intéressants sur l'expectoration des phthisiques. Dans le paragraphe suivant, il décrit des crachats assez rares, mais que nous retrouverons dans le cours de cette étude :

«Quand l'ulcère existe dans la trachée-artère, outre les crachats purulents expulsés avec toux, le patient éprouve encore un sentiment de douleur dans la partie affectée. La petite quantité de la matière évacuée distingue une semblable ulcération de celle du poumon; car, dans les ulcères du poumon, les crachats de pus sont plus abondants. De même que, pour le poumon, l'expulsion d'un fragment du viscère indique qu'il est ulcéré, de même nous avons vu parfois le corps de l'épiglotte rejeté à travers le larynx par suite d'une ulcération. Ce n'est pas le seul signe du lieu affecté que les malades présentent, ils ont aussi le sentiment que la partie est ulcérée, ainsi qu'il a été dit pour la trachée-artère. » (*Lieux affectés*, IV, ch. 11.)

Il décrit encore en un autre endroit une expectoration renfermant des débris de poumons :

« Un grand nombre d'individus affectés de grands crachements de sang ont rejeté avec le sang quelques parties du poumon, comme une portion de bronche, ou d'une tunique, soit d'artères, soit de veines, ou de la chair même du poumon. » (*Lieux affectés*, IV, ch. 8.)

Nous devons avouer qu'à l'œil nu il ne nous est pas donné, dans les hôpitaux, de voir, chez un grand nombre d'individus, des crachats présentant de tels caractères. Nous devons en dire autant pour les fausses membranes dont il parle dans le passage suivant :

« Les ulcérations chroniques du poumon, fussent-elles guéries, y laissent un résidu calleux et fistuleux qui, avec le temps, s'excorie pour de petites causes; et avec les ma-

tières crachées remonte parfois ce que les médecins nom-
ment croûte d'ulcère et quelques gouttelettes de sang. »
(*Lieux affectés*, **V**, ch. 8.)

Nous trouvons dans le même traité une observation in-
téressante de phthisie calculeuse. Cette maladie étrange,
qui semble assez fréquente dans l'antiquité et même au
moyen âge, ne se rencontre plus de nos jours, ou du
moins, comme nous le verrons, les malades ne rendent
plus qu'un ou deux calculs. Voici l'observation :

« Un individu qui toussait depuis longtemps et crachait
des matières en petite quantité et visqueuses commença à
rendre en toussant une substance semblable à un petit
grêlon. Il me l'apporta, me le montra, et peu de jours
après en cracha de nouveau. Il me sembla que cette humeur visqueuse qu'il crachait naguère avait pris, en se
desséchant, la consistance du grêlon. C'est pourquoi je
lui donnai à boire les médicaments qui sont bons pour les
asthmatiques. Ces potions bues, il crachait moins de grêlons et à de plus grands intervalles qu'auparavant. Cette
affection n'en persista pas moins encore plusieurs années
jusqu'à sa mort. Les grêlons, pour la plupart, égalaient
en grosseur la graine appelée ers; il y en avait de plus
gros et de plus petits. J'ai vu quelques autres personnes
cracher comme ce dernier, et cependant vivre plusieurs
années; de ces personnes, j'en ai vu mourir quelques-
unes d'une affection des organes respiratoires, et d'autres
d'une autre façon. Néanmoins aucun de ceux qui moururent ne crachait le sang. » (*Lieux affectés*, **IV**, ch. 9.)

Dans le même chapitre, Galien explique assez bien
comment on peut beaucoup tousser sans cracher :

« Il arrive de deux façons que les patients crachent peu
de matières avec une forte toux, les uns à cause de l'épais-
seur ou de la viscosité des humeurs, les autres à cause de

leur ténuité. En effet, la matière ténue apportée par le pneuma pendant la toux est divisée par lui et rejaillit à l'entour ; la matière visqueuse ou très-épaisse remonte difficilement, ayant de la peine à se détacher des corps sur lesquels elle est appliquée et ne pouvant être enlevée par la violence momentanée du pneuma. En effet, si le pneuma rendu avec la toux n'est pas abondant et véhément, il ne peut rien entraîner avec lui. Ce qui n'est donc ni trop humide ou aqueux, ni trop épais ou visqueux, remonte aisément, surtout lorsque l'individu est doué d'une force efficace. » (*Lieux affectés*, IV, ch. 9.)

Dans l'Abrégé de médecine d'Oribase, nous trouvons un chapitre un peu vague sur la séméiologie des crachats étudiés surtout dans les maladies aiguës. (*Synopsis*, VI, ch. 5.) Dans le même ouvrage, nous voyons quelle importance les anciens médecins donnaient aux crachats ; ils les regardaient, en quelque sorte, comme le miroir du poumon :

« Le but, dit Oribase, que l'on se propose d'atteindre en traitant la phthisie consiste à faire que les liquides qui existent déjà dans le poumon se prêtent facilement à être rejetés par les crachats, et qu'il ne se forme pas de nouvelles collections. » (*Synopsis*, IX, ch. 4.)

Avec Oribase, nous fermerons le livre de l'histoire, car il ne nous apprendrait rien. Nous voyons tous les auteurs recommander l'étude des crachats, et dans ce concert unanime Van Swieten se fera remarquer par l'énergie de ses convictions. (Voir les *Commentaires* qu'il a donnés aux *Aphorismes* de Boerhaave.) Mais, pour trouver une étude raisonnée de l'expectoration, il faut aller jusqu'au commencement de notre siècle et trouver l'école anatomopathologique représentée par Bayle, Andral, Laënnec, Louis et Piorry. La valeur séméiologique des crachats est réduite à de justes proportions après un examen délicat à l'œil nu. Plus tard, les chimistes Berzelius, Chevreul, Gueterbock, L'Héritier, Caventou, Becquerel et Rodier, les histologistes Remack, Schrœder Van der Kolk, Buhlmann, Lebert, Wirchow, Biermer, étudieront la composition intime des crachats. Nous examinerons si les promesses faites par ces études nouvelles ont toutes été tenues. Enfin nous assisterons au début d'une nouvelle période dans laquelle on commence à étudier le rôle de l'expectoration dans la dénutrition des phthisiques.

Et de cette étude sortira, je pense, cette idée, que si, dans les temps anciens, on a trop demandé aux crachats, à l'époque actuelle on leur demande trop peu.

II

CARACTÈRES EXTÉRIEURS DE L'EXPECTORATION DANS LA PHTHISIE PULMONAIRE.

L'expectoration a été décrite par les auteurs à deux périodes de la phthisie : période de crudité et période de coction ou de ramollissement. Un certain nombre de cliniciens ont distingué la phase de ramollissement simple et la phase de formation des cavernes. Cette distinction est motivée seulement dans quelques cas bien tranchés, comme nous le verrons plus loin.

Les caractères de l'expectoration sont divers. Disons un mot tout d'abord de la manière dont les malades expectorent dans la phthisie pulmonaire. Au point de vue clinique, il sera utile, dit Spring, de distinguer les trois formes suivantes dans le mode d'expulsion des crachats :

1° L'expectoration ordinaire, où les crachats sont expulsés par petite quantité les uns après les autres. Les

Daremberg.

praticiens font attention au plus ou moins de difficulté avec laquelle elle s'accomplit.

Ils l'appellent *facile* quand chaque mouvement de toux et même une simple expiration précipitée la fait réussir. Les crachats ramenés par une expectoration facile sont rarement écumeux.

L'expectoration est considérée comme *difficile* quand elle exige des efforts longs et violents. Les crachats, dans ce cas, sont écumeux et composés en grande partie de sérosité dont la quantité augmente précisément en raison des efforts.

En général, la facilité de l'expectoration dépend, d'une part, de la quantité, de la consistance et de la viscosité des crachats; d'autre part, de la force des mouvements expiratoires. Comme nous le verrons, M. Pidoux a donné une valeur spéciale à l'expectoration difficile.

2° L'expectoration par *dégorgement*. Les matières remontent, pour ainsi dire, sans toux ou manifestement hors de proportion avec la toux, en masses plus ou moins abondantes, souvent au point de remplir la bouche. Cela arrive quand la muqueuse des grosses bronches et de la trachée est privée de sensibilité ou, pour mieux dire, d'excitabilité réflexe à la suite de l'inflammation, de l'ulcération, macération, ramollissement. Quand, dans ces circonstances, des matières telles que la sérosité, du mucus, du pus ou du sang, continuent de remplir les bronches, elles finissent par *dégorger* sous l'influence d'une secousse communiquée aux poumons par une toux insuffisante, par des vomituritions, des éructations ou le vomissement. Le même fait a lieu quand le poumon cesse d'être compressible et rétractile, tout en continuant de verser des liquides dans les bronches, à savoir : dans la bronchorrhée, l'œdème et l'hémorrhagie.

3° L'expectoration *par flots*. Elle survient brusquement dans un accès de toux violente : les matières évacuées sont très-abondantes ; elles sortent de la bouche par flots, comme si elles étaient vomies, et remplissent souvent en même temps le nez; c'est au point que le vulgaire croit y voir réellement un vomissement. Nous retrouverons cette expectoration dans l'étude des crachats purulents et abondants.

Au *début de la phthisie*, les malades ont une toux sèche, qui, au bout d'un temps variable, s'accompagne de crachats rares formés de salive mousseuse et d'un peu de mucus visqueux. Puis le mucus augmente, l'expectoration devient blanche et opaque, et reste un peu adhérente au fond du vase qui la reçoit. Ces crachats n'ont aucune valeur, on les rencontre dans une foule de maladies, même celles qui n'ont pas pour siége les organes respiratoires, telle que la chlorose (G. Sée).

La *quantité* des crachats est variable, ils sont plus abondants le matin. Et disons tout de suite que, dans tout le cours de la phthisie pulmonaire, les adultes crachent beaucoup plus que les enfants et les vieillards. Bazin et Gérin-Roze ont vu que les phthisiques arthritiques crachaient peu, et Chatin, de Lyon, que les phthisiques scrofuleux étaient dans le même cas. Calmeil, Georget et M. Bergonier ont cité un grand nombre de cas dans lesquels des mélancoliques devenaient et mouraient phthisiques sans avoir jamais craché. Il serait absolument impossible d'expliquer ces cas si l'on ne se rappelait, avec Louis, que beaucoup de vieillards et d'enfants avalent leurs crachats, et que des fous peuvent bien faire de même. C'est aussi de cette façon qu'il faut expliquer les cas étranges rapportés par Andral (Thèse, p. 77.)

Hippocrate avait déjà noté que, lorsqu'au début les crachats étaient abondamment expulsés, le symptôme était fâcheux. Les modernes ont constaté le même fait. Louis cite plusieurs cas de phthisie rapide dans lesquels les malades remplissaient dans la première période de la phthisie un ou deux crachoirs dans une journée; ce qui équivaut à 300 ou 600 grammes de matières. M. Jaccoud, dans ses *Cliniques* (page 367), rapporte l'observation d'une phthisie à marche rapide dans laquelle l'expectoration augmenta si rapidement que, vingt jours après le début de l'alitement, le malade remplissait quatre ou cinq crachoirs de crachats homogènes, sans mélange de liquide séreux et sans odeur spéciale.

Dans cette première période peut survenir l'hémoptysie. Mais ce grand crachement de sang ne nous occupera pas ici, son étude formant un chapitre spécial que nous éliminons. Cependant en dehors des véritables hémoptysies, on peut voir des crachats sanglants simplement striés de sang. C'est alors seulement que l'expectoration prend quelque valeur, en inquiétant le malade et en attirant l'attention du médecin. Nous la retrouverons encore à la seconde période.

Les crachats de cette phase de la phthisie sont les mêmes, que la maladie soit due à une dégénérescence tuberculeuse ou à une fonte caséeuse.

Le passage de la première à la seconde époque est marqué, dit Louis (p. 190), par un changement dans l'aspect des crachats. De blancs, muqueux, et le plus souvent aérés, ils deviennent verdâtres, opaques, sont dépourvus d'air et striés de lignes jaunes, plus ou moins nombreuses, qui les rendent parfois comme panachés, et qui sont dues à du muco-pus. Si alors on pratique l'auscultation on entend, au sommet des poumons, la pectoriloquie, ou une respiration soufflante, souvent mêlée de gargouillement, quelquefois d'un gros râle crépitant, sec.

Quelquefois on rencontre dans les crachats des parcelles d'une matière blanche, opaque, semblable, suivant la remarque de Bayle, à du riz cuit; il ne faut pas confondre ces grumeaux avec les petits fragments résistants semblables à du vermicelle, expectorés à la fin d'un accès d'asthme (G. Sée, art. *asthme*), ni avec les petits grains jaunâtres, très-mous, provenant des sécrétions buccales.

Après un temps plus ou moins considérable, on cesse ordinairement d'observer les stries et les parcelles de matière blanche. Les stries de muco-pus se substituent entièrement aux parties blanchâtres, et les crachats deviennent homogènes, lourds et plus ou moins consistants; mais ils ne gagnent pas toujours le fond de l'eau. Lorsqu'ils ont été retenus longtemps dans les bronches, ils sont mêlés à beaucoup d'air et flottent à la surface du liquide salivaire que les malades expectorent avec eux; ces crachats n'ont aucune signification spéciale, car on les rencontre dans les bronchites aiguës ou chroniques, puisqu'ils sont le résultat d'une sécrétion exagérée des grosses et des petites bronches.

Après avoir été plus ou moins longtemps d'un jaune verdâtre, ils prennent une teinte grisâtre, un aspect sale, assez analogue à celui des matières contenues dans les excavations tuberculeuses.

Dans la plupart des cas, les crachats verdâtres, opaques et striés sont accompagnés de crachats muqueux, plus ou moins aérés, qui gardent le caractère de la première époque; ou bien ceux-ci manquant, les premiers flottent au milieu d'un liquide clair et ténu comme de la salive, plus ou moins abondant; ils sont arrondis à leur circonférence ou déchiquetés ou étoilés. On les a appellés nummulaires (pièce de monnaie). Quarin les regardait comme devant entraîner le pronostic le plus grave. Il n'en est rien, et c'est à tort qu'ils ont été considérés par Niemeyer, comme caractéristiques de la tuberculose. On ne saurait trop le répéter, il n'y a pas de crachats particuliers à la phthisie pulmonaire. Toutes les variétés de forme et de couleur que nous venons de décrire, peuvent se rencontrer dans l'inflammation aiguë ou chronique des bronches. Les crachats nummulaires des bronches ne doivent cet aspect particulier qu'à la présence du liquide expectoré, au milieu duquel nagent, sans se confondre, les grumeaux de matière muco-purulente. « Nous avons fait souvent une expérience concluante, disent MM. Hérard et Cornil (p. 395), après avoir constaté que les crachats étaient opaques et réunis en une masse homogène, nous recommandions au malade d'expectorer dans un vase de même forme, seulement à moitié rempli d'eau. Le lendemain, les crachats avaient complètement changé d'aspect; ils étaient isolés, nummulaires, plus ou moins déchiquetés, suivant le temps pendant lequel ils avaient séjourné dans le liquide. Nous avons répété cette expérience avec les crachats de bronchite; le résultat a été le même. » Il y a longtemps, du reste, que Chomel avait remarqué que l'expectoration de la rougeole est de forme nummulaire. Or, cette ressemblance n'a lieu que dans les cas où la sécrétion bronchique est formée d'une partie solide et d'une partie liquide.

Louis, qui a fait aussi une étude spéciale des crachats nummulaires, dit, que parmi tous les tuberculeux observés par lui, trois seulement n'avaient pas eu de crachats nummulaires; mais, en revanche, il dit que, deux fois, il a vu des malades rendre des crachats nummulaires dans les derniers jours de leur vie, bien que les poumons n'offrissent ni tubercules, ni caverne, ni dilatation bronchique.

Ce que nous avons dit des crachats nummulaires, nous pouvons le répéter pour tous les crachats purulents en général. Les anciens médecins étaient tellement persuadés que l'élément pus avait une immense valeur dans la phthisie, qu'ils prétendaient que, plus les qualités des matières expectorées s'éloignaient de celles du pus de bonne nature, plus l'espoir de guérison était faible, et Cullen appelait la phthisie : « une expectoration de matière purulente qui sort des poumons, et est accompagnée de fièvre hectique. » Cabanis était d'un avis analogue ; il regardait la saveur sucrée, ressentie par les malades qui crachent du pus, comme caractéristique. Cette saveur était due, d'après lui, à la présence d'une matière nutritive qui, passant à travers les poumons altérés, ne peut s'y élaborer, et, transsudant à travers les parois, se mêle avec les crachats. Un siècle avant lui, Morton, donnait la saveur salée ou âcre des crachats, comme signe de la phthisie. Le sucre et le sel sont aussi déplacés ici l'un que l'autre.

Dans la période d'ulcération, on trouve fréquemment des crachats sanglants.

La présence du *sang* donne aux matières crachées plusieurs aspects différents, lorsqu'il n'est pas immédiatement reconnaissable par son isolement en stries, en caillot ou en masse, constituant seule les crachats. Incorporé à ces derniers en plus ou en moins grande quantité, le sang leur donne une teinte rosée, à peine sensible, ou plus ou moins foncée, s'ils sont visqueux et demi-transparents ; parfois ils présentent un aspect brunâtre. On ne saurait trop recommander de ne pas confondre avec du sang les matières colorées provenant des médicaments que l'on donne aux malades (le kermès, l'extrait de ratanhia, par exemple), et qui, en s'attachant aux parois du pharynx, en sont expulsés ensuite. Le microscope, en montrant dans les crachats des globules sanguins, est d'ailleurs un excellent moyen d'y reconnaître la présence du sang dans les cas douteux.

La quantité des crachats rendus dans la seconde période de la phthisie pulmonaire est très-variable. Louis pense qu'elle est moins considérable que dans la première, et que, le plus souvent, l'expectoration recouvre à peine le vase destiné à la recevoir.

Quelquefois en visitant les phthisiques, on trouve une cuvette pleine de crachats purulents, rendus ou plutôt vomis en quelques instants. Ils peuvent venir de vastes cavernes vidées subitement. Et d'après Andral, cette évacuation peut être provoquée subitement, quand le malade se couche du côté opposé à celui où existent les plus larges excavations. Ils peuvent aussi survenir lorsqu'il n'y a pas de grandes cavernes, mais lorsqu'il existe une foule de petites excavations. Après ces grandes expectorations la perception des râles humides disparaît et la pectoriloquie apparaît (Andral, p. 80).

Ces symptômes permettront de différencier cette sorte de vomique de celle causée par la sortie d'un épanchement pleural purulent à la suite d'une perforation pulmonaire. En outre lorsqu'il y a à la fois des cavernes et un épanchement purulent, on verra que le niveau de l'épanchement n'a pas changé à la suite de l'évacuation.

Dans les derniers moments de la vie, comme aussi pendant une maladie aiguë accidentellement développée, les crachats diminuent considérablement et même peuvent disparaître. Dans le premier cas cette suppression est due soit à la faiblesse qui empêche l'expulsion des produits sécrétés, ou bien à un trouble nerveux et circulatoire qui tarit cette sécrétion elle-même. Dans le second cas, il y a seulement arrêt de sécrétion ; sans être obligé d'invoquer l'influence imaginaire de la métastase, on peut penser que la maladie aiguë accidentelle détermine une paralysie vaso-motrice.

Lorsqu'il n'y a pas suppression de l'expectoration quelques jours avant la mort, les crachats perdent une partie de leur consistance, s'aplatissent sur le crachoir, forment une sorte de purée, sont quelquefois souillés de sang ou entourés d'une auréole rose. Cette dernière coloration serait sans doute plus fréquente, si tous les malades crachaient dans les dernières vingt-quatre heures de l'existence, puisqu'à l'ouverture des corps, les mucosités bronchiques sont ordinairement plus ou moins rouges.

Les anciens auteurs prétendaient qu'ils trouvaient fréquemment dans les crachats des phthisiques des débris de matières tuberculeuses. M. Andral est aussi de cet avis. Mais il est juste de dire qu'avant les études histologiques, il était fort difficile de distinguer les petits grumeaux blancs ou jaunâtres, formés de cellules épithéliales, de véritables granulations tuberculeuses. Kuhn, pensait que le tubercule naissant était formé de petits corpuscules nageant dans du mucus et réunis par de petits filaments hyalins, et regardait la présence de ces petits filaments dans les crachats, comme un signe certain du début de la phthisie. Cependant les cliniciens attentifs ne se laissèrent pas prendre à ces caractères vagues. Et M. Louis écrivait déjà, qu'il n'avait jamais observé de débris tuberculeux dans les crachats, ni dans les hôpitaux, ni dans la ville, où cependant les personnes qui soignent les malades conservent avec un si grand soin tout ce qui les concerne.

Nous venons de voir que dans la période ulcérative de la phthisie pulmonaire, l'expectoration peut présenter des

types bien variés, quant à la forme, l'odeur, la saveur, la
coloration, la quantité. Les causes de ces différences sont
nombreuses et dépendent des formes si multiples des lésions anatomo-pathologiques de la phthisie. Malheureuse-
ment il est impossible de remonter infailliblement d'un
crachat à la lésion qui l'a produit. On peut dire seulement
que l'expectoration variera avec les causes qui régissent
la sécrétion du mucus, avec le séjour plus ou moins pro-
longé des crachats dans les bronches, avec le nombre, la
longueur, le mode de division des tuyaux bronchiques
que le liquide doit traverser avant d'être expulsé, enfin
avec la manière dont les bronches communiquent avec les
excavations.

<h2 style="text-align:center">III</h2>

EXAMEN HISTOLOGIQUE DE L'EXPECTORATION DANS LA PHTHISIE
PULMONAIRE.

Dès que les recherches histologiques ont été appliquées
à l'expectoration, on voulut découvrir dans les crachats des
éléments caractéristiques de la phthisie pulmonaire. Les
uns croyaient être arrivés à ce résultat en différenciant
les globules de pus des globules de mucus, les autres en
trouvant des granulations soi-disant tuberculeuses. Enfin
les modernes ne cherchèrent plus à trouver des éléments
caractéristiques de la maladie, mais bien des éléments
caractéristiques du tissu pulmonaire. Ces éléments sont les
fibres élastiques, la charpente du poumon qui seule résiste
au processus ulcératif de la phthisie et conserve sa forme
presque intacte.

L'examen histologique d'un crachat tuberculeux est
complexe en raison même de la composition complexe de
l'expectoration. On voit sur le champ du microscope des
cellules d'épithélium pavimenteux provenant de la langue,

de la bouche, de l'arrière bouche, des surfaces supérieures
et inférieures de l'épiglotte. Elles peuvent venir aussi de
la muqueuse des glandes de la trachée et des alvéoles pulmonaires. On rencontre aussi des cellules globuleuses et cylindriques, à cils vibratils qui permettent d'affirmer que les
crachats viennent du larynx du poumon ; leurs cils vibratils
servent à les différencier des leucocytes. Ces cellules épithéliales sont souvent altérées, et d'après Biermer elles sont fréquemment distendues par le liquide qui les impreigne.

En même temps on voit des leucocytes et des globules
de pus. L'étude différentielle de ces deux sortes de globules
a préoccupé un grand nombre d'auteurs. En 1811, Gruithuisen disait que les globules de pus étaient opaques, et
que les globules de mucus étaient transparents. D'autres
micrographes ont dit que les corpuscules purulents avaient
une membrane d'enveloppe plus épaisse que les corpuscules muqueux. Voici ce que dit Virchow sur ce sujet :
« Quand on compare entre elles les cellules purulentes muqueuses et épithéliales, on voit qu'il existe plusieurs degrés
de transition entre les corpuscules de pus et les cellules
épithéliales ordinaires A côté des corpuscules purulents
complets, possédant plusieurs noyaux, on trouve des cellules assez volumineuses, rondes, granulées, à un seul
noyau ; ce sont des corpuscules muqueux; plus loin on
trouve des éléments encore plus volumineux, à noyau simple
et gros; ce sont des cellules épithéliales. Mais ces cellules
sont aplaties, ou anguleuses, ou cylindriques, tandis que
les globules purulents et les corpuscules muqueux restent
toujours arrondis. » Du reste cette étude comparative a
peu d'importance puisqu'on trouve des globules purulents
non-seulement dans la phthisie, mais encore dans les bronchites aiguës et chroniques, et dans la pneumonie arrivée
au 2e ou au 3e degré.

Quelques auteurs avaient espéré retrouver dans l'expectoration certains éléments que l'on donnait comme spécifiques du tubercule. Les grumeaux dont nous avons déjà parlé étaient regardés comme des débris de matières tuberculeuses, mais Remak a démontré qu'ils étaient formés par des amas de cellules épithéliales. Sandras, dans un mémoire présenté à l'Académie de médecine le 32 août 1842, dit qu'à côté des globules de pus nettement circonscrits, il a vu des globules opaques au centre, clairs sur les bords, entourés à leur surface d'une couche tomenteuse dont on ne peut les débarrasser par le lavage. Et comme il ne les a pas retrouvés dans les crachats des catarrhes, il prétend que ce sont des globules tuberculeuses. Mais ce sont là de simples vues de l'esprit, et Lebert lui-même ne parvint pas à reconnaître dans les crachats les corpuscules qu'il regardait comme caractéristiques du tubercule, et il en concluait qu'ils se dissolvaient pendant le ramollissement de la matière tuberculeuse. Aussi est-il probable que les globules décrits par Sandras étaient des globules de graisse.

La présence des fibres élastiques est autrement importante. Indiquée dans les crachats des caverneux par Simon, Vogel, Bulkmann et Lebert dans les crachats des caverneux, elle a été regardée par Schrœder van der Kolk comme constante dans toutes les périodes de la phthisie. Pour les découvrir il plaçait sur le porte objet du microscope une petite portion de la partie blanche et opaque des crachats, la recouvrait d'une lame très-mince de verre, comprimait et exposait à un grossissement de 200 diamètres. Ces fibres étant entrevues, il les exposait à un grossissement de 4 à 500 diamètres, on distinguait alors leur direction arquée et leurs bords aigus. Ces fibres sont petites, minces, isolées, reconnaissables à leur double contour parfaitement net, à leur direction sinueuse ou en vrille et surtout à leur résistance à l'action de l'acide acétique. Elles ressemblent parfaitement aux fibres du poumon dilacérées et séparées de leur épithélium. Quelquefois elles sont réunies en faisceau et conservent la forme alvéolaire qu'elles présentent dans le poumon, et nous avons eu l'occasion d'en voir un cas bien remarquable avec mon maître et ami, M. Coyne, directeur du laboratoire de la Charité, sur le malade couché au n° 20 de la salle Ste-Anne (service de M. Sée) et atteint de cavernes tuberculeuses. Ern, Schutzemberger prétend qu'il a trouvé deux fois des alvéoles complètes tapissées d'épithélium. Ces faits, s'ils sont exacts doivent être fort rares, car les fibres élastiques sont les seuls éléments du poumon qui résistent à la fonte caséeuse ou tuberculeuse. Aussi à côté des fibres élastiques trouvet-on les éléments de cette fonte ulcéreuse. Ce sont des débris de vaisseaux oblitérés, des fragments de tissu nerveux et surtout une grande abondance de corpuscules granuleux, les uns ayant la forme et les caractères des globules de pus ; d'autres plus petits, déformés, granuleux, quelques uns infiltrés de granulations noirâtres ; d'autres enfin globulaires, renfermant quelquefois des cristaux d'hémoglobine.

Lorsqu'il y a peu de fibres élastiques, on a conseillé plusieurs procédés, pour les découvrir plus facilement. Fenwick chauffait les crachats avec solution formée de 1 gramme de soude pure et de 30 grammes d'eau distillée, laissait déposer et on examinait le dépôt au microscope. MM. Hérard et Cornil traitent les crachats par l'acide acétique, qui dissout le pus et n'altère en rien les fibres élastiques. M. Mathias Duval après avoir traité les crachats par la soude caustique, pour éclaircir le mucus, les colore par le rose d'aniline ou fuchsine. Cette réaction est fort remarquable; en effet si on dépose sur une préparation une goutte de solution de fuchsine tous les éléments se colorent; mais si on lave ensuite avec l'eau acidulée d'acide acétique, la couleur disparaît et ne reste fixée que sur les fibres élastiques. Du reste la plupart du temps, on n'a besoin d'aucune manipulation préalable pour découvrir ces fibres au microscope. Leur recherche est un travail de patience; et les auteurs qui, ainsi que Biermer, disent qu'on les trouve rarement, ne les auront pas cherchées assez longtemps.

Remak prétend que les fibres élastiques sont tantôt à l'état de liberté, tantôt sont contenues dans un étui fibrineux. Et d'après cet auteur cette forme serait liée à un état inflammatoire avancé. Cette assertion n'a pas été vérifiée.

La recherche des fibres élastiques a une véritable valeur, car on ne trouve ces fibres que dans la phthisie, la gangrène et l'infarctus hémoptoïques. Ces deux dernières affections sont facilement éliminées par leurs caractères spéciaux. On voit qu'alors la présence des fibres élastiques indiquera une phthisie pulmonaire; car dans la bronchiectasie on ne les rencontre pas. Quelques auteurs l'avaient avancé à tort, et M. Coyne qui a observé les crachats dans plusieurs cas de dilatations bronchiques n'a jamais rencontré de fibres élastiques. M. Chatin, de Lyon, ne donne aucune valeur à la présence de ces fibres, et cela, « parce qu'on les trouve, dit-il, dans les pneumonies ulcéreuses chroniques, dans les vomiques et dans les pneumonies lobulaires, vésiculaires tuberculiformes. » M. Chatin nous semble avoir cru que l'on voulait faire des fibres élastiques le signe de la tuberculose. Mais dans ce cas c'est son argumentation qui a peu de valeur, car on a seulement voulu dire, que les fibres élastiques sont l'indice de la phthisie pulmonaire de quelque nature qu'elle soit.

On a prétendu que les fibres élastiques indiquaient la présence certaine de cavernes. Ce n'est pas exact. Elles apparaissent dans les crachats dès qu'un point du poumon se ramollit, et c'est là leur grande valeur. On peut suivre son malade peu à peu au début de sa phthisie, et l'on sera prévenu, dès son apparition, de cette période qui va nécessiter une modification dans le traitement local. L'examen des crachats permettra d'agir à temps avec énergie. De même si chez un individu on a trouvé des fibres élastiques, que l'on n'en trouve plus pendant un certain temps, puis qu'à une époque ultérieure on en retrouve, on peut affirmer qu'un nouveau point du poumon vient de s'ulcérer. Voici donc d'importantes données fournies par l'examen de l'expectoration, et qui, dans beaucoup de cas, ne peuvent être perçus par l'auscultation à cause de la profondeur des lésions. L'absence de fibres élastiques n'indique pas du tout l'absence de cavernes; lorsque celles-ci cessent de s'étendre, on n'en trouve pas.

En examinant les crachats des phthisiques au microscope on y trouve quelquefois des paillettes de cholestérine, minces, pâles, de forme rhomboïdale solubles dans l'éther et l'alcool, insolubles dans l'eau, les acides et les alcalins. Plus rarement encore on voit des cristaux de margarine solubles dans l'alcool, l'éther, les alcalis, insolubles dans l'eau et les acides, ou des globules d'oléine réfractant la lumière, solubles dans l'éther et les alcalis. Ces corps rares dans la phthisie pulmonaire sont fréquents dans la dilatation bronchique et la gangrène pulmonaire.

D'autres fois à côté des globules sanguins si faciles à reconnaître, on observe de grandes cellules distendues, sphériques, et contenant du pigment sanguin en même temps que des globules rouges. C'est dans ces grandes cellules provenant d'hémorrhagies pulmonaires que Virchow et M. Robin ont vu des cristaux d'hématoïdine.

Enfin dans la phthisie chronique indépendantes des causes professionnelles, on pourra rencontrer des crachats noirâtres contenant des leucocytes et des cellules vésiculeuses distendues, remplies de granulations noires. Cette pigmentation noire peut être due soit à du noir de fumée introduit par les voies aériennes, soit à de la mélanose pulmonaire produite par de la pneumonie interstitielle. Nous verrons comment on distingue chimiquement ces deux sortes de pigmentation.

M. F. A. Pouchet a trouvé quelquefois dans les crachats des phthisiques des monades et bactéries. La production de ces animalcules coïncide avec l'altération morbide des sécrétions lorsque la température est élevée, et que celles-ci restent à la surface des membranes et s'y altèrent rapidement sous l'influence des causes les plus propres à déterminer la putréfaction, telles que la chaleur, l'air, et l'humidité. D'après M. Pouchet ces monades et ces bactéries causeraient le prurit des voies aériennes.

Nous ne rappellerons que pour mémoire que certains ont admis qu'il était possible de dire par l'examen microscopique des crachats, si, dans la phthisie, la pneumonie est simplement épithéliale (caséeuse), ou si elle siége dans la trame du tissu conjonctif interalvéolaire (interstitielle). Dans ce dernier cas, suivant eux, les globules de pus provenant de la profilération des cellules du tissu plasmatique seraient volumineux, mamelonnés, tandis que le pus épithélial serait constitué par des globules deux fois plus petits que les précédents. Nous avons à peine besoin de dire que ce sont là de pures vues de l'esprit.

IV

EXAMEN CHIMIQUE DE L'EXPECTORATION DANS LA PHTHISIE PULMONAIRE.

Les études chimiques comme les recherches histologiques consacrées à l'expectoration ont d'abord tendu vers les recherches des caractères chimiques fournis par la matière tuberculeuse et par le pus, que l'on regardait comme pathognomonique de la phthisie pulmonaire. Des expériences innombrables ont été tentées dans ce but. Aujourd'hui elles ont peu d'intérêt. Cependant comme ce sont elles qui ont conduit les chimistes à reconnaître la présence du pus dans les crachats des catarrheux et des pneumoniques, et à voir que la matière dite tuberculeuse n'existait réellement pas, nous avons cru devoir en donner un résumé très-succint. Les indications bibliographiques de notre index permettront de recourir aux sources nombreuses que nous avons consultées.

Nous verrons dans la seconde partie de ce chapitre comment l'étude chimique des crachats dans la phthisie sert non pas au diagnostic de la maladie, mais à l'étude pronostique de sa marche.

On a tenté quelques expériences dans le but de déterminer la présence de la matière tuberculeuse dans les crachats. On a mis en contact avec l'eau ordinaire ou salée la matière recueillie dans les cavités tuberculeuses. On l'a vue gagner le fond de l'eau. Mais elle s'y divisait en une foule de petits grumeaux d'un blanc mat. L'eau perdait en même temps sa transparence et acquérait une teinte laiteuse très-prononcée. En laissant le liquide plusieurs jours dans un repos parfait on le voyait reprendre peu à peu sa transparence.

Daremberg.   3

On a voulu savoir ce qui arriverait en mêlant du mucus
en divers proportions avec de la matière tuberculeuse ;
une quantité de matière ramollie, prise dans une caverne
fut mêlée à des crachats muqueux appartenant à un malade atteint de bronchite aiguë. Avant que le mélange
n'eût été opéré, les crachats restaient suspendus dans
l'eau qui conservait sa transparence. Après le mélange,
ils se précipitaient et l'eau acquérait une teinte laiteuse.
Dans d'autres expériences, en ne mêlant que très-peu de
matières tuberculeuses à beaucoup de mucus, aucun précipité n'eut d'abord lieu. Mais à l'aide d'une forte agita-
tion, on vit plusieurs grumeaux d'un blanc mat se séparer
du mélange et gagner le fond de l'eau.

Ces caractères n'ont rien de particulier, et ne dénotent
en aucune façon un élément spécial provenant de la dé-
sorganisation des tubercules.

Diverses expériences ont été tentées pour reconnaître
chimiquement le pus. Le pus, a-t-on dit, [se précipite
dans l'eau distillée ; la matière muqueuse surnage ;
le pus qu'on agite dans l'eau donne à ce liquide une couleur laiteuse, ce que ne fait point le mucus ; le pus se délaie
sans donner de filaments, il s'en forme quand on dissout
une matière puriforme ; le pus jeté sur des charbons
ardents donne une odeur plus forte et plus fétide. Il brûle
d'après Gueterbrok avec une flamme bleue. En faisant
bouillir dans l'eau la matière dont la nature est inconnue,
la mucosité se réduit en petites coagulations globuleuses
ou filamenteuses, le pus trouble l'eau ne se coagule point,
et donne à la surface du véhicule des globules ou une
mousse blanche.

Tels sont les moyens auxquels on a recommandé
d'avoir recours pour reconnaître la présence du pus dans
les crachats. Il faut bien se garder de leur accorder une

grande confiance, car l'expérience a démontré depuis longtemps toute leur insuffisance.

En vain, Andral a cherché à vérifier l'exactitude des assertions émises a ce sujet. S'il a vu le pus se précipiter au fond de l'eau, il n'a pas été sans remarquer aussi qu'il en était souvent de même du mucus et que de tous les faits énoncés précédemment, un seul demeurait à peu près constant ; c'est que le pus trouble la transparence de l'eau dans laquelle on l'agite, tandis que le mucus ne produit rien de semblable. Ajoutons à cela que l'eau lactescente dans laquelle on a battu des crachats purulents, laisse précipiter du pus sous forme de grumeaux, si la propor-tion de ce dernier n'est point trop faible.

Aux expériences que je viens de rapporter, on a pro-posé d'en substituer d'autres qui rentrent plus intimement dans le domaine de la chimie. Darwin conseilla de traiter les crachats supposés purulents par la potasse ; l'eau pré-cipiterait le pus et non le mucus de cette solution. Gras-meyer recommande de laver les crachats muco-purulents, et de traiter l'eau de lavage par la dissolution de potasse. Si cette eau contient du pus, il se forme, lorsqu'on la fouette avec un balai d'osier, des filaments gélatineux plus ou moins longs suivant que le pus est plus ou moins trouble : rien de semblable ne se manifeste, quand le liquide n'est point purulent. Un autre réactif a été proposé par T. Thomson, l'ammoniaque. Lorsqu'on en verse dans un liquide que l'on soupçonne renfermer du pus, celui-ci se trouve dissous, se prend en une masse gélatineuse, trans-parente, ce qui n'a point lieu, quand on agit sur des mu-cosités seules.

L'héritier reconnaît la présence du pus dans les crachats et les traitant par l'eau distillée ; puis en soumettant cette dernière à l'action de l'acide nitrique. de la chaleur et de l'éther, il constatait ainsi l'existence de l'albumine et de la matière grasse que contient le pus, et dont on ne trouve point de traces dans les crachats muqueux puriformes.

Brugmanns disait que le pus s'aigrit beaucoup plus promptement que le mucus. D'après Hunefeld le mucus traité par le chlorhydrate d'ammoniaque se dissout en liquide clair, tandis qu'un mélange de pus et de mucus se coagule sans se disoudre. Pearson avait avancé que les infusoires du pus n'étaient pas détruits par l'ébullition, mais étaient détruits par l'acide sulfurique et la potasse caustique.

Dans les crachats muco-purulents, il y a une quantité notable d'albumine. MM. Féreol et Leprince qui ont analysé à trois reprises différentes des crachats nummulaires ont trouvé chez un malade 3 p. 1000 d'albumine et chez un autre, une première fois 3,15 p. 100 d'albumine et une seconde fois 2,50 p. 100. Le dosage de l'albumine dans les crachats est délicat. Certains procédés indiqués donneraient de mauvais résultats. Ainsi M. Chatin, de Lyon propose d'agiter les crachats avec de l'eau pour précipiter les parties cellulaires denses; puis il traite la solution ainsi préparée par l'acide acétique et le carbonate d'ammoniaque. Le précipité formé est recueilli et pesé. Ce procédé est inexact, parce que l'acide acétique précipite la mucine, en outre, nous ne comprenons pas l'emploi du carbonate d'ammoniaque. Pour doser l'albumine dans des crachats purulents, il faut agiter le liquide avec de l'éther qui dissout la cholestérine et la graisse. On décante et on traite par l'acide acétique qui précipite la mucine; puis on filtre et on chauffe au bain-marie. C'est de ce procédé que nous nous sommes servis pour doser l'albumine dans le cas publié par M. Dujardin-Beaumetz à la Société médicale des hôpitaux le 13 juin 1873.

La plus ou moins grande quantité de pus contenue

dans les crachats n'est pas indifférente au point de vue du pronostic à tirer. En effet, cette production pathologique contient une quantité considérable de matières azotées, de la paraglobuline, de l'hydropisine, de la sérine, de la pyine qui est probablement un mélange d'hydropisine et de sérine, de la caséine et enfin de la myosine. Il est certain que lorsque ces substances sont expulsées en grande quantité par des phthisiques, c'est là pour eux une nouvelle source de dénutrition. Mais ce n'est pas là la seule funeste indication fournie par la présence d'une grande quantité de pus. En effet, lorsqu'il séjourne longtemps dans les bronches ils peut produire une veritable asphyxie lente mais réelle. Si l'on se reporte aux travaux de MM. Mathieu et Urbain sur les gaz du pus, on voit que le pus exposé à l'air absorbe de l'oxygène et le transforme en acide carbonique qui se dégage. Ce double phénomène est d'autant plus intense que le pus est plus séreux. Et comme le pus des crachats est dans cet état spécial, on voit que les crachats purulents, lorsqu'ils séjournent longtemps dans les poumons, vicient considérablement l'athmosphère respiré en produisant de l'acide carbonique et en absorbant de l'oxygène.

Nous en avons fini avec l'histoire du pus dans l'expectoration, et nous arrivons à une époque où l'étude des crachats dans la phthisie pulmonaire prend un caractère plus général, et ne se limite pas à la recherche d'un élément caractéristique. Le remarquable mémoire de Caventon, lu à l'Académie de médecine en 1843, marque la transition entre ces deux périodes.

Caventon après avoir cité une erreur de diagnostic faite par Laënnec à propos d'un phthisique, ajoute : « Si je me suis décidé à en faire mention ici, c'est parce que ce fait m'a paru être à lui seul un grand enseignement, et prouver qu'à cette époque les modes d'investigation pour apprécier l'état sain ou malade des organes pulmonaires, tout perfectionnés qu'ils pouvaient être, n'avaient pas encore atteint la limite de l'absolu. » Et alors d'après les conseils de Bourdois, membre de l'Académie, Caventon étudia les crachats de phthisiques et avant d'exposer ses résultats, il dit avec bien juste raison : « J'avais étudié les poisons les plus épouvantables du règne végétal ; mais cette epèces de courage n'était rien auprès de celui qu'il m'a fallu déployer pour surmonter le dégoût extrême, excité par l'examen du pus et des crachats des phthisiques. »

Il traite les crachats de phthisiques par l'acide chlorhydrique et voit que, au bout de 1 à 10 jours ils prennent une couleur violacée comme les solutions d'albumine, tandis que les crachats des catarrhes aigus et chroniques, deviennent rougeâtres ou brun fauve. Cependant lorsque ces derniers avaient une odeur nauséabonde, ils prenaient la coloration bleue. Cette teinte devenait très-inintense avec le pus des cavernes pulmonaires et des matières tuberculeuses. Lorsque l'on traite les crachats de phthisiques par la potasse puis par l'acide chlorhydrique, la viscosité produite par la potasse est détruite par l'acide chlorhydrique et la coloration bleue apparaît. Il en est de même avec du pus ou des matières tuberculeuses. Les crachats des catarrhes traités de même prennent une coloration fauve. Caventon a trouvé ces caractères colorés sur tous les malades qu'il a observés, sauf sur un phthisique de l'hôpital Saint-Antoine, qui pendant longtemps ne les a pas présentés, mais qui plus tard est rentré dans la règle commune. Ceci ne doit pas nous surprendre. Ce malade qui, à un certain moment n'avait pas de pus dans ses crachats, en a eu plus tard.

Car cette coloration bleue est due simplement à la présence des matières albuminoïdes du pus.

Mais Caventou n'as pas borné ses études à la recherche des matières albuminoïdes dans les crachats, il a poussé plus loin l'analyse. Les crachats étaient étendus d'eau et jetés sur un filtre. Le filtratum incolore, transparent se troublait par la chaleur et moussait par l'ébullition. Il redevenait transparent par l'acide acétique, la potasse et l'eau de baryte. Il était troublé par le sublimé corrosif et le nitrate d'argent. Il n'y avait pas de précipité par l'acétate de plomb, le ferrocyanure de potassium et l'oxalate d'ammoniaque.

La matière blanche laissée sur le filtre donnait une quantité considérable de phosphates et de chlorure de sodium. 100 parties de crachats desséchés ont donné 16 parties de résidu et 2 p. 1[2 de charbon calciné. Voici une analyse quantitative, pour 1000 parties de crachats.

Eau,	850
Chlorure de sodium,	10
Soude,	3
Matières animales et phosphates,	137
	1.000

Après avoir donné cette analyse Caventou ajoute : « Cette énorme quantité de matières animales, de phosphate de chaux, de chlorure de sodium, soustraite à l'assimilation n'expliquerait-elle pas l'état de maigreur et de consomption dans lequel tombent les phthisiques. » Cette citation nous montre que nous entrons dans un nouvelle voie : l'étude des crachats au point de vue de la désassimilation. Le chemin était tracé, Simon et Bierner nous donnent plusieurs analyses complètes des crachats dans les catarrhes. Ils montrent que sur 1000 parties de matière on trouve de 20 à 50 parties de matières solides. Bamberger trouvera aussi 50 parties pour 1000. Ces résultats fixaient déjà l'attention des médecins et M. le professeur G. Sée écrivait dans son traité des Anémies (p. 99) : « Les catarrhes muqueux entraînent la perte des éléments figurés et organisés et finissent par modifier le sang et amoindrir les forces. Le tissu adénoïde des membranes muqueuses qui fournissent ces exsudats subissent eux-mêmes une altération qui peut se traduire par une diminution des corpucules lymphoïdes, par conséquent des globules rouges qui en dérivent en grande partie. »

Ce qu'on peut dire pour l'expectoration des catarrhes, on peut le répéter à plus forte raison pour l'expectoration de la phthisie pulmonaire, comme le prouvent les analyses de Bamberger.

Voici l'analyse des crachats nummulaires rendus par une femme de 40 ans, ayant des cavernes nombreuses ; 100 parties contenaient :

Eau,	94.553
Matières organiques,	4.671
Substances minérales,	0.776

100 parties de sels renfermaient :

Chlorure de sodium,	52.266
Chlorure de potassium,	8.406
Phosphate de potasse,	30.357
Sulfate de potasse,	1.528
Carbonate de potasse,	1.168
Phosphate de chaux,	1.627
Phosphate de fer,	0.090
Phosphate de magnésie,	1.204
Carbonates et sulfates de chaux et magn.,	1.743
Silice,	0.900
Pertes,	0.651
	100.000

Le même auteur donne l'analyse des crachats dans une
phthisie rapide. Il y avait eu une infiltration aiguë du
poumon gauche, puis formation de cavernes dans les deux
poumons avec amaigrissement et fièvre ; l'appétit était
conservé, le malade est mort en six mois. L'analyse sui-
vante a été faite dans la onzième semaine de la maladie ;
les crachats étaient compacts et gris verdâtres ; 100 parties
contenaient :

Eau,	92.380
Matières organiques,	6.882
Matières minérales,	0.738

100 parties de matières minérales contenaient :

Chlorure de sodium,	55.053
Phosphate de potasse,	32.930
Sulfate de potasse,	1.743
Carbonate de potasse,	0.456
Carbonate de soude,	4.252
Phosphates de chaux et magnésie,	4.322
Phosphate de fer,	0.141
Carbonates et sulfates de chaux et magn.	0.218
Silice,	0.300
Pertes,	0.584
	100.000

Si l'on compare les moyennes fournies par ces analyses
et les moyennes fournies par les analyses de pus faites par
Zimmermann, on a les rapports suivants, pour 100 parties
de matières :

	Pus.	Crachats purulents.
Eau,	89.847	94.103
Substances organiques,	9.217	5.154
Substances minérales,	0.941	0.743

100 parties de sels renfermaient :

	Pus.	Crachats purulents.
Acide sulfurique,	1.682	1.090
Acide phosphorique,	22.003	12.600
Chlore,	34.569	36.284
Potasse,	25.530	20.687
Soude,	30,354	31.428
Oxyde de fer,	0.825	» »
Phosphate de fer terreux,	4.416	3.213
Carb. et sulf. de chaux et magn.,	» »	0.848
Silice,	» »	0.600

En comparant ces deux tableaux, on voit que dans le pus il y a plus de substances organiques et minérales, plus d'acide phosphorique, moins de chlore. Dans les crachats purulents le chlore est presque toujours deux fois et demie plus considérable que l'acide phosphorique. Le rapport entre les sels solubles et les sels insolubles est le même dans les deux cas. Dans le pus, parmi les sels solubles, les phosphates terreux sont en plus grande proportion ; il n'y a pas de silice ; la potasse se trouve en plus grande quantité ; il y a autant de soude. Comme dans les crachats, il y a plus de soude que de potasse.

Bamberger a trouvé en outre que les crachats purulents des phthisiques, lorsqu'ils étaient exposés à l'air, renfermaient des acides butyrique, acétique, formique, de l'ammoniaque et de l'hydrogène sulfuré, produits de la décomposition des matières organiques et que l'on rencontre aussi dans la bronchiectasie.

La perte de l'acide phosphorique par les sécrétions pulmonaires, chez les phthisiques, attirait l'attention des esprits les plus éminents, et, en 1871, M. Marcet, de Londres, publiait un mémoire fort intéressant, mais fort difficile à lire, sur la nutrition du poumon dans la phthisie pulmonaire. L'auteur nous apprend que, pendant la nutrition du tissu pulmonaire normal, la potasse est entraînée en dehors de l'organisme par l'acide carbonique sous forme de carbonate. Tandis que chez les tuberculeux, la potasse n'est plus éliminée par l'acide carbonique , mais par l'acide phosphorique, comme cela a lieu dans la nutrition du tissu des muscles. En effet, on retrouve dans le poumon tuberculeux ces substances en voie d'élimination dans les proportions approximatives du pyrophosphate de potasse. Le poumon tuberculeux contient :

Acide phosphorique,	47.7
Potasse,	52.3

Le pyrophosphate de potasse contient théoriquemen t:

Acide phosphorique,	43
Potasse,	57

Les phthisiques ne perdent pas seulement les phosphates par les crachats, mais aussi par les urines, et, d'après Renzi, les urines des phthisiques contiennent un excès de phosphate de chaux provenant de la destruction des matériaux constituant l'organisme. L'observation chimique fait connaître un rapport direct entre la quantité de phosphate de chaux contenue dans l'urine et l'amaigrissement des malades ; de sorte que, à la diminution générale du poids, correspond une augmentation dans l'excrétion du phosphate de chaux dans l'urine. La chimie, en faisant connaître l'excès de phosphate de chaux dans l'urine des phthisiques, démontre la nécessité de réparer cette perte par l'introduction de ce sel dans l'organisme, à titre de médicament.

Ce résultat nous paraît important. En effet, si on se rappelle que, d'après les expériences de E. Bischoff, les phosphates diminuent dans l'urine après l'ingestion des matières grasses ou de substances hydrocarbonées, on peut interpréter, suivant nous, au moins d'une manière partielle, les effets de l'huile de foie de morue dans la phthisie.

Des résultats analogues ont été obtenus par M. Teissier fils, de Lyon, au sujet de l'élimination des phosphates par les phthisiques; ses malades excrétaient 3 à 4 grammes de phosphates par litre d'urine. Le régime ne fait rien à l'affaire, comme M. Tessier l'a vérifié en faisant usage d'un régime animalisé exclusif. En effet, le phthisique se nourrit de sa propre substance.

Récemment, M. Renk, sous la direction du professeur Lindwurm, a étudié la dénutrition des phthisiques par l'expectoration. Son but n'a point été de rechercher minutieusement quelles pouvaient être les modifications apportées à la composition de tel ou tel produit expectoré sous l'influence d'une maladie spéciale de l'appareil respiratoire, il n'a voulu que mesurer les proportions d'eau, de mucine, des matières albuminoïdes, de matières grasses, enfin, les cendres que l'on obtient en analysant les crachats expectorés dans un temps déterminé. Il eût été difficile de procéder autrement, une analyse chimique ne pourra jamais séparer les produits formés dans les voies respiratoires des matières auxquelles ces produits se trouvent mélangés dans la bouche (salive, mucus buccal, sang, pus, matières alimentaires, etc.).

Renk étudie l'expectoration dans la phthisie pulmonaire avec cavernes volumineuses. D'un assez grand nombre d'analyses, il conclut que l'expectoration, dans la phthisie, quelque variable qu'elle puisse être d'un jour à l'autre, renferme toujours plus de matières solides, plus de mucine et plus de matières extractives que l'expectoration de la bronchite, enfin, qu'elle contient de l'albumine et de la graisse. L'expectoration des phthisiques se distingue de celle des pneumoniques, qui contient infiniment plus de matières extractives et d'albumine ; l'expectoration des pneumoniques pouvant être caractérisée par l'abondance de l'exsudation albumineuse qu'elle contient ; les crachats de la phthisie par le mélange des cellules en voie de dégénérescence graisseuse.

L'auteur insiste sur l'intérêt qu'il y a à noter la faible proportion des matières extractives dans les produits expectorés par les phthisiques, comparée à l'abondance de ces mêmes principes dans l'expectoration des pneumoniques.

La bronchite chronique et la phthisie pulmonaire se caractérisent, la bronchite, par la faible proportion des matières solides que contient l'expectoration et surtout par l'absence d'albumine et de graisse ; la phthisie pulmonaire, par l'abondance des matières organiques. Les chiffres suivants, qui résument une série d'expériences, sont très-significatifs. Dans la bronchite chronique, Renk trouve que, dans les vingt-quatre heures, il a été expectoré 135 gram. 5 de matières qui renferment 132 gram. 34 d'eau et 315 gr., de matières solides, donnant, 0 gr. 86 de cendres et 2 gr. 29 de matières organiques ; celles-ci contenaient 1 gr. 63 de mucine et 0 gr. 66 de matières extractives. Dans la phthisie pulmonaire, au contraire, sur 124 gr. 03 de produits expectorés, on obtient 117 gr. 31 d'eau, 1 gr. 03 de substances minérales, et 5 gr. 69 de matières organiques, contenant 2 gr. 88 de mucine, 0 gr. 36

d'albumine, 0 gr. 46 de graisse, 1 gr. |99 de matières extractives.

La proportion d'eau éliminée réagit peu sur la nutrition générale. En est-il autrement pour les matières organiques? Pour s'en assurer, l'auteur a cherché à établir, en tenant compte des recherches de Voit, quelle est la proportion d'albumine et la proportion de graisse consommées, dans les vingt-quatre heures, par un individu à jeun, puis par un ouvrier sain et convenablement nourri. Il compare ensuite les chiffres qu'il a obtenus à ceux qui expriment la ration alimentaire que nécessite l'entretien de nos organes ; il trouve ainsi que, dans la bronchite, l'expectoration élimine, en matériaux solides, 1,1 pour 0[0, de ce que brûle un homme à jeun, et 0,6 0[0 de ce que consomme un homme bien nourri ; chez un phthisique, l'expectoration fait perdre 2,3 0[0 de ce que brûle un homme à jeun, et 1,2 0[0 de ce que consomme un homme bien nourri. Ces chiffres correspondent à 1,8 0[0 et 1,1 0[0 de matières azotées (bronchite) et à 6 0[0 et 3 0[0 (phthisie) ; ce qui revient à dire qu'un homme, atteint de bronchite chronique, perd, par l'expectoration, environ 2 0[0 des matières azotées dont il a besoin pour vivre, tandis qu'un homme phthisique en perd à peu près trois fois plus.

Nous donnons ici le résultat de quelques analyses faites sur un phthisique, arrivé à la periode ulcérative et couché au n° 20 de la salle Sainte-Anne (service de M. Sée. —Charité), par M. Cazeneuve et par moi, et je dois remercier ici mon excellent ami, M. Cazeneuve, de l'empressement qu'il a mis à me prêter son utile concours.

Le 3 juillet, ce malade rend 600 grammes de crachats, en vingt-quatre heures. 68 grammes de matières ont été placés dans une capsule, ont été chauffés à 100°, et ont donné 2 gr. 68 de résidu solide, composé de matières albuminoïdes et de matières animales. Donc, 600 gr. de crachats contenaient 23 gr. 65 de substances solides. D'autre part, nous avons pris 1 gr. 1475 de résidu séché à 100°. Après calcination à une température insuffisante pour volatiliser les chlorures, nous avons repris par l'eau distillée, puis par l'eau acidulée d'acide chlorhydrique. La somme des produits d'évaporation de ces solutions salines nous a donné 0 gr. 186 pour 23 gr. 65 de résidu sec, ce qui nous donne 3 gr. 83 pour l'expectoration totale de la journee. Cette cendre était composée de :

Phosphate de chaux,	1.30
Chlorure de sodium,	0.95

Les dix jours suivants, nous avons dosé dans les crachats séchés : l'azote non fournie par les matières albuminoïdes, le phosphore et le chlore. La quantité des crachats rendue en vingt-quatre heures variait de 190 gr. à 210 gr., et nous obtenons des résultats si semblables que nous nous contentons de donner les moyennes suivantes :

Azote,	0.927
Phosphates,	0.76
Chlorure de sodium,	0.47

L'urine du même malade, analysée pendant les mêmes jours, variait de 1030 gr. à 850 gr. par vingt-quatre heures. Nous avons trouvé, pour vingt-quatre heures, en moyenne :

Urée,	14.00
Phosphate,	1.15

Ces crachats contenaient des matières grasses, de la magnésie et de la potasse, des carbonates et des sulfates ; il n'y avait pas de silice.

On voit, par ces analyses, que les crachats de phthisiques peuvent contenir presque autant de phosphates et de
chlorures que les urines, et que l'expectoration est pour
eux une des voies par lesquelles sont expulsés les produits
de la dénutrition; mais elle est non-seulement une des voies
mais aussi une des causes de cette dénutrition ; ce qui indique des données pronostiques et thérapeutiques précises.

Les crachats sur lesquels nous avons opéré étaient neutres au papier de tournesol sensible. Cependant, si on plaçait devant une lumière le papier de tournesol, par transparence, on voyait, sur la limite du crachat, une auréole
rose qui indiquait la présence d'un liquide acide. Ce fait
avait probablement été remarqué par M. Andral, car il dit
que dans les crachats, les parties opaques sont alcalines,
et les parties transparentes sont acides, à cause du contact avec le tissu pulmonaire qui est acide. Mais cette assertion est une erreur, car elle a été émise au moment
où l'on croyait à l'existence de l'acide pneumique. M. Chatin, de Lyon, dit que les crachats sont acides quand ils
sont mélangés au mucus venant de l'estomac. Ce n'est pas
exact. Les crachats, qui étaient neutres, deviennent alcalins au bout de un ou deux jours, et ensuite ils deviennent très-nettement acides. Il y a donc deux modes de
fermentation successifs. A ce propos, nous dirons que pour
avoir des crachats exempts de salive et de matières
étrangères, il faut faire rincer la bouche aux malades,
avant qu'ils crachent.

V.

DE L'EXPECTORATION DANS LES PHTHISIES SPÉCIALES.

Nous allons décrire dans ce chapitre un certain nombre
de formes de phthisie pulmonaire, dont l'expectoration

présente des caractères spéciaux : ce sont les phthisies galopante, généralisée, syphilitique, diabétique et enfin les phthisies professionnelles par absorption de poussières.

Phthisie aiguë, galopante. — Dans cette forme de phthisie, l'expectoration est d'abord muqueuse, aérée, blanchâtre, quelquefois un peu visqueuse ; rarement elle est sanguinolente. Quelques jours après, elle devient jaunâtre, opaque, et, le plus souvent, pendant tout. le temps de la maladie, elle conserve ce caractère. Cependant elle peut se strier de sang, etc., devenir fort abondante et séreuse (Hérard et Cornil).

Phthisie granuleuse, généralisée. — L'expectoration est, dans cette forme, abondante et visqueuse. Elle est presque toujours striée de sang, parce qu'elle se complique fréquemment de pneumonie. Les crachats, dans ce cas, sont différents de ceux de pneumonie franche. « Ils sont, disent mes maîtres, MM. Hérard et Cornil, mélangés de crachats blanchâtres ou jaune verdâtre comme dans la bronchite. Souvent ces derniers crachats existent seuls, mais ce qui qui leur donne un caractère particulier, c'est la présence du sang pur et parfaitement distinct par plaques et par stries. » Cette striation spéciale des crachats différenciera la phthisie granuleuse à la fois, de la pneumonie et de la bronchite capillaire.

Enfin l'expectoration servira aussi à la différencier de la fièvre typhoïde dans laquelle l'expectoration est presque nulle ; et si elle peut devenir sanglante par son mélange avec du sang provenant d'une épistaxis, ce sang est noirâtre et non pas pur comme dans le cas de phthisie granuleuse.

Daremberg. 3

Phthisie syphilitique. — Cette affection qui n'est pas admise par tous les auteurs, mérite cependant une mention spéciale. L'abondance de l'expectoration est signalée par tous les auteurs qui ont traité le sujet, MM. Pidoux, Milcent, Danjoy, C. Paul et Landrieux.

M. Bazin avait exprimé l'espoir que le microscope ferait découvrir dans les crachats de malades atteints de gommes pulmonaires les cytoblastions et les globules polyédriques que l'on a signalés comme appartenant en propre aux tumeurs gommeuses. Mais, dit avec juste raison M. Landrieux, les désordres anatomiques produits par la syphilis arrivée à la période tertiaire, seront tellement considérables qu'on ne pourra pas tirer des matières expectorées un caractère suffisant pour différencier une gomme du poumon ramollie, d'une phthisie caséuse et tuberculeuse.

Phthisie diabétique. — Dans la phthisie qui peut terminer la diabète, les crachats font des taches empesées sur le linge, à cause du sucre qu'ils contiennent. Dans les autres formes de phthisie, l'expectoration ne contient pas de sucre.

Les diabétiques, même avec de grandes cavernes, expectorent très-peu.

Anthracosis (Phthisie des mineurs, mouleurs, charbonniers). — *Phthisie des ouvriers en grès et en poteries.* — L'expectoration noire, qui est un des symptômes de l'anthracosis, était connue d'Hippocrate, qui signale expressément dans une forme particulière de maladie du poumon, l'existence de crachats couleur de fumée ou de suie (*De morbis*, œuvres d'Hippocrate, trad. de Littré, t. VII, p. 81). Quand furent découvertes les glandes bronchiques, et quand on crut qu'elles communiquaient par de petits canaux avec les ramuscules des bronches, leur couleur noire normale sembla donner l'explication du rejet de crachats de même teinte, et Morton voyait là un indice d'une phthisie asthmatique imminente (*Phthisiologia*, Londres, 1869, t. II, c. 2). Il fut contredit par Morgagni, qui fit remarquer que les glandes sont noires chez tous les individus et qu'elles n'ont aucune communication avec les bronches.

Pearson, en 1813, attribua la coloration noire du poumon à l'inspiration des particules provenant de la combustion du bois ou du charbon, et constata chimiquement la présence du charbon dans le parenchyme pulmonaire. Enfin, sur un mineur qui avait présenté des symptômes de phthisie, Grégory trouva dans les poumons des cavernes entourées d'une matière, dans laquelle Christison constata la présence du charbon. A partir de cette époque, les observations de ce genre se multiplient dans la Grande-Bretagne.

Il convient du reste d'ajouter que certaines publications françaises ont eu le mérite de sortir du terrain houiller, et de porter la question dans le domaine de diverses professions exposant l'ouvrier aux émanations charbonneuses, telles que la profession de mouleur en cuivre ou de charbonnier.

Dans la phthisie qui se déclare chez ces différents ouvriers, dès que la toux apparaît, il survient une expectoration de matière noirâtre. Le crachement noir, il est vrai, se montre souvent chez des ouvriers bien portants; on l'observe même chez des étrangers qui ont séjourné quelque temps dans un chantier de mines; ce sont là de simples mucosités chargées de poussière charbonneuse, qui redeviennent blanches au bout d'un ou plusieurs jours. *Le crachat noir n'est pathologique qu'autant qu'il persiste pendant un certain temps, après que l'ouvrier a quitté ses travaux,* parce qu'alors la matière mélanotique vient évidemment de plus loin que des grosses bronches.

Du reste, à ce premier degré du mal, les crachats noirs permanents ne diffèrent pas sensiblement, par leur aspect extérieur, des crachats noirs passagers, si ce n'est peut-être que, dans les premiers, le mélange des particules colorées avec les mucosités est plus intime, en même temps que les mucosités elles-mêmes acquièrent une certaine viscosité. Ces particules se montrent tantôt par stries, tantôt par masses agglomérées.

Chez les mouleurs, chez les charbonniers, comme chez les mineurs, l'expectoration noire peut ne persister que pendant plusieurs mois, mais aussi durer six, huit, dix, douze ans.

L'ouvrier continue-t-il ses travaux, la maladie fait des progrès. L'expectoration devient plus abondante, et la matière noire se mêle à des mucosités verdâtres ou puriformes, épaisses ou spumeuses. La quantité des crachats peut devenir énorme. M. Kuborn a rapporté l'histoire d'un mineur qui expectorait tous les jours plus d'un demi-litre de crachats noirs comme de l'encre, et W. Marshall évalue à deux pintes la quantité de ceux que rendait, dans le même espace de temps, un individu âgé de 58 ans, mineur dès son enfance.

La recherche de la nature exacte de la matière noire renfermée dans l'expectoration a depuis longtemps éveillé l'attention des chimistes. Christison s'en occupa le premier. Il traita les crachats et les poumons d'un mineur par l'acide nitrique concentré bouillant. Ce réactif ne lui fit subir aucune altération : une forte dissolution de potasse caustique en sépara une petite quantité de matière animale; cette dissolution filtra très-difficilement; la première portion qui traversa le papier était opaque et noire,

le reste était d'un brun noirâtre, pâle et transparent.
La matière noire n'avait été nullement attaquée, elle était
restée sur le filtre. Lavée et desséchée, elle brûla comme
la poudre de charbon, sans se boursoufler, sans répandre
d'odeur empyreumatique, et en laissant des cendres gri-
sâtres.

Une petite quantité de cette poudre noire, soumise à
l'ébullition dans l'acide nitrique, puis lavée et séchée, fut
introduite dans un petit verre chauffée jusqu'au rouge.
Elle fournit une quantité considérable de gaz qui avait
l'odeur du charbon de terre en combustion, et qui brûla
avec une flamme blanche; en même temps, un fluide
d'un jaune brun s'était condensé sur les parois du tube;
il avait une odeur résineuse, et il prenait en se refroidis-
sant, la consistance de l'axonge. Cette masse comprimée
entre deux feuilles de papier Joseph, y fit une tache d'huile
et il resta une matière blanche qui, dissoute dans l'alcool
bouillante, laissa déposer de petits cristaux obscurs.

On reconnaît dans cette opération, dit l'auteur, tous les
produits de la distillation de la houille; on ne saurait, par
conséquent, confondre la matière noire dont nous par-
lons, avec la mélanose. Au reste, les analyses de plusieurs
chimistes, notamment celles de M. Lassaigne et Barruel,
ont démontré que cette dernière contient à peu près tous
les constituants du sang, constituants dont on ne trouve
aucune trace dans la matière charbonneuse.

Aujourd'hui pour reconnaître si la coloration noirâtre
des crachats est due à la présence de charbon ou d'un
pigment organique, on l'étend avec une lessive de soude
et on fait passer dans la solution un courant de chlore
qui décolore les pigments organiques et laisse le charbon
inaltéré. Si la matière colorante était du peroxyde de fer ou
du peroxyde de manganèse (chez les ouvriers employés dans

les mines de manganèse), le chlore ne détruirait pas non plus la coloration ; mais celle-ci disparaît au contact d'un excès d'acide chlorhydrique chaud.

Il existe un autre élément de diagnostic des matières charbonneuses et mélaniques. En effet, Traübe, Kuborn, Crocq, Monneret et Spring, ont trouvé dans les crachats des charbonniers des particules irrégulières, anguleuses, dont quelques-unes ressemblaient aux cellules et aux canalicules du pinus sylvestris. Tandis que dans les crachats mélanotiques, on trouve des grains arrondis, moins foncés et emprisonnés dans des cellules épithéliales.

A côté de l'anthracosis, il convient de placer la *phthisie siliceuse* ou des ouvriers en grès. Cette maladie entrevue par Amatus Lusitanus (*Curationem tredicinalium*, lib. VII), et par Dimerbroeck, a été décrite comme une véritable phthisie par Wepfer en 1678.

Holland et Jordan décrivent deux formes de cette affection. Dans la première forme, tout se borne, pendant plusieurs années, à un état asthmatique, les forces restant à l'ordinaire. La toux a précédé cette dyspnée, et une expectoration abondante de mucosités mêlées de poussières l'accompagne.

Dans la seconde forme, la toux et la dyspnée débutent simultanément. Cette toux est d'abord sèche, puis, souvent après plusieurs crachements de sang, elle devient purulente et fréquemment mêlé de sang et de concrétions calcaires de couleur et de consistance différentes.

Soumis à l'analyse chimique, par Pesayvre, les crachats n'ont point présenté d'éléments inorganiques.

Ces expériences n'ont probablement pas été assez multipliées, car il y a ici désaccord complet avec tous les autres observateurs, qui ont constaté l'existence des poussières siliceuses dans les produits de l'expectoration.

Voici les résultats des recherches faites par Hall, Holland et Jordan. On a reconnu dans les crachats des cellules d'épithélium, provenant de la bouche et du pharynx, des globules de sang, des globules de pus et de mucus, et, enfin, de particules d'acier et des fragments de grès, dont la quantité était d'autant plus considérable qu'il s'était écoulé un temps plus ou moins long depuis la cessation du travail. Les malades accusaient la sensation de poussière en crachant, et en pressant les crachats des carriers entre les doigts on peut sentir les graviers.

Enfin M. Arlidge vient de décrire une phthisie analogue, qui survient chez les potiers. Leur expectoration est grisâtre, laiteuse, et il est probable que dans ces crachats on trouverait de l'alumine comme on en a trouvé dans les poumons. Le résidu sec des poumons était de 2,72 0/0, et 100 g. de ce résidu contenaient 18,63 d'alumine, dont la présence était due au maniement des substances argileuses.

VI

EXPECTORATIONS ACCIDENTELLES DANS LA PHTHISIE PULMONAIRE.

Nous serons très-bref dans l'étude des expectorations, qui sont de simples accidents dans le cours de la phthisie pulmonaire.

Expectoration albumineuse. — Cette expectoration qui arrive fréquemment à la suite de la thoracentèse est composée d'une grande quantité de liquide blanchâtre, aqueux, mousseux avec quelques crachats. Elle peut survenir chez les phthisiques à la suite de la ponction d'un épanchement pleurétique ordinaire, ou d'un hydropneumothorax.

M. Dujardin-Beaumetz a rapporté l'histoire bien cu-

rieuse d'une phthisique de l'hôpital Beaujon atteinte d'hydropneumothorax, qui, ponctionnée quatre fois, a présenté
quatre fois une expectoration albumineuse à la suite de
ces ponctions. La quantité de liquide rendu pendant les
2 ou 3 jours qui suivaient chaque ponction variait de 120
à 60 grammes. Le liquide que nous avons analysé contenait fort peu d'albumine et une quantité notable d'urée ;
plus de 2 grammes par litre.

M. Drivon (de Lyon) a eu l'occasion d'analyser l'expectoration albumineuse d'un pleurétique tuberculeux, sur-
venue à la suite d'une ponction. Le dosage de l'albumine
n'a pas été fait très-exactement, et le chiffre de 15,87 0/0 est
certainement trop fort, car d'après les détails de l'analyse
il comprend non-seulement l'albumine, mais la mucine,
les matières grasses et les débris figurés. Cependant il est
encore beaucoup moins élevé que celui de l'albumine contenue dans la sérosité pleurale (48,18 p. 0/0). La différence
était encore beaucoup plus grande dans le cas que nous
avons analysé : l'expectoration renfermait 1 pour 0/0 d'albumine et la sérosité, 68 0/0.

Ces chiffres démontrent que cette expectoration n'est
pas due à une perforation pleuro-pulmonaire, mais à une
congestion. Du reste si cette assertion avait besoin d'être
confirmée, on n'aurait qu'à se reporter à l'observation rap-
portée par mon ami le Dr Eugène Foucart, et ayant trait à
un malade affecté d'insuffisance mitrale. Sans pleurésie il
rendit une expectoration qui contenait 93 gr. de matières
albuminoïdes p. 1000, d'après l'analyse de M. Méhu. Dans
ce cas il y avait plus d'albumine dans les sérosités ordinaires. Ces différences de compositions indiquent bien
que la congestion est la cause de ces expectorations.

Apoplexie pulmonaire. — On connaît plusieurs exemples
d'apoplexie pulmonaire dans la phthisie aiguë à forme ty-

phoïde (Hérard et Cornil). Lorsque cet accident survient, les crachats deviennent sanglants ; mais ils offrent une teinte spéciale, qui les différencie des crachats de pneumonie. Cette expectoration est ocreuse, bistrée ; elle ressemble quelquefois au jus de réglisse, au noir de suie (Walshe), ou même au noir de jais.

Le sang, plus ou moins décomposé qui constitue ces colorations diverses, est mélangé à une quantité plus ou moins considérable de mucus bronchique. D'après Lebert, les crachats de l'apoplexie pulmonaire renferment de l'hématoïdine, et contiennent peu de globules sanguins à l'état normal.

On ne saurait assigner de limites bien précises à la durée de cette expectoration : elle a eu lieu pendant quelques jours ou pendant quelques mois. On l'aurait vue se prolonger pendant un semestre entier. Elle a pour caractère principal de se répéter souvent.

Jusqu'en 1850 cette expectoration avait été considérée comme n'offrant aucune fétidité ; en l'étudiant de plus près à ce point de vue, M. Noël Gueneau à Mussy découvrit qu'elle a en réalité, dans un grand nombre de cas, sinon dans tous, une odeur aliacée, aigrelette, qu'il a comparée à celle du sirop antiscorbutique (Duguet).

Bronchite pseudo-membraneuse. — Cet accident a été signalé quelquefois. Entre autres faits, nous citerons celui d'un malade de la Riboisière, couché dans le service de M. Jaccoud, atteint de granulose aiguë confirmée par l'autopsie, et présentant le neuvième jour de sa maladie une expectoration formée par de fausses membranes ténues et ramifiées, dont l'origine bronchique était certaine au premier coup d'œil. Cette expectoration continue sans interruption pendant plusieurs jours avec une abondance variable. Le 13° jour il y a une expectoration plus copieuse; puis cessation jusqu'au 16° jour. A ce moment l'expectoration pseudo-membraneuse reparaît avec abondance, pour cesser le 19° jour. A partir de cette époque les signes de bronchite font place aux signes d'une induration du poumon droit.

Bronchiestasie. — Cette complication est très-rare dans la phthisie pulmonaire et ne se rencontre guère que chez quelques vieillards phthisiques. Dans ce cas l'expectoration est très-abondante ; elle varie de 150 à 650 grammes, d'après les chiffres donnés par Barth et Biermer. Elle peut être fétide sans qu'il y ait gangrène pulmonaire, comme l'a démontré M. Empis (*Gaz. des hôpitaux*, 1063, p. 253), mais elle ne contient pas de fibres élastiques comme dans cette dernière. Ces crachats purulents et verdâtres ne forment pas une masse homogène. Ils laissent déposer un sédiment jaune verdâtre, qui, selon Traübe, est formé par un détritus finement granulé, enveloppé de beaux cristaux d'acide margarique (Goeschen's deutsche Klinik, 1861 n° 12). Bamberger a trouvé dans ces crachats les acides butyrique, acétique, formique, de l'ammoniaque et de l'hydrogène sulfuré provenant de la décomposition des matières organiques. Fr. Schultze (de Heidelberg) a insisté sur la présence de quantités considérables de cristaux d'hématoïdine dans les crachats des bronchiectasiques. (Virchow's *archiv*, t. 61. p. 130). Biermer a noté aussi la présence de cholestérine que l'on rencontre aussi dans la gangrène pulmonaire.

Expectoration de calculs. — Les auteurs anciens auraient décrit cette expectoration dans le chapitre précédent sous le nom de phthisie calculeuse. Morton et Bayle en font une maladie spéciale et M. Forget, de Strasbourg, a voulu en 1854 la remettre en honneur (Sur la phthisie calculeuse primitive, *Union médicale*). Mais aujourd'hui le rejet d'un calcul pendant le cours de la phthisie pulmonaire est regardé comme un phénomène accidentel.

Ces concretions se forment en dehors des bronches dans les poumons et les ganglions bronchiques, souvent à la suite d'un travail ulcératif elles s'ouvrent une voie à travers les bronches et sont rendues avec les crachats. Ces calculs ont été analysés par Lhéritier, par MM. Ball et Vée (*Bulletin de la Soc. de la Biologie* 1856), par Sgarzi (*Gaz· méd.* 1834, p. 10) et par M. Burdel. Toutes ces analyses sont concordantes et montrent qu'ils contiennent plus de substances minérales que de substances organiques. Les premières sont composées surtout de phosphate et de carbonate de chaux. Les secondes qui entourent la partie calcaire, sont formées de graisse, de cholestérine, d'albumine et de mucus. Si l'on compare cette composition avec celle des tubercules crétacés trouvés dans les poumons aux autopsies, donnée par M. Boudet, on voit que les deux sont identiques. Tous les auteurs ne pensent pas que ce soit là leur seule origine. Ainsi M. Burdel rapporte l'observation d'une dame tuberculeuse qui rendit un calcul de 11 millimètres de long, du calibre d'une grosse plume d'oie, et il fait remonter l'origine de ce calcul à une hémoptysie que cette dame aurait eu 22 ans auparavant ; le sang se serait concrété peu à peu. Il est certain que la forme de ce calcul indique qu'il s'est constitué dans les bronches. Et quoiqu'il ait la même composition que les calculs formés dans le poumon, nous pouvons parfaitement admettre son origine sanguine. Les conditions d'osmose et d'exosmose étant les mêmes dans les bronches ou dans les cavernes, la sélection peut être identique pour les matières minérales, quelle que soit leur source.

L'existence d'un calcul dans le poumon d'un phthisique n'est annoncé par aucun symptôme spécial. Tous les auteurs ont bien cité une douleur localisée au niveau du corps étranger. Mais c'est là un symptôme qu'on invoque lorsque le corps du délit est expulsé, et qui avant cet événement n'a aucune valeur. L'expulsion se fait ordinairement avec beaucoup de difficulté ; elle peut avoir lieu au milieu d'une hémoptysie. Après l'expulsion les accidents aigus cessent, et même, dans un cas cité par Forget, tous les symptômes de maladie pulmonaire ont cessé.

Expectoration de sarcines. — Friedreich (Uber sputa, Schmidt's Jahrbucher, t.124.1863) rapporte plusieurs cas de phthisiques, chez lesquels il a trouvé dans les crachats des sarcines petites et incolores ; les unes venaient du poumon, les autres de la bouche. Elles étaient réunies en amas comme les spores du muguet. (Les sarcines font partie du groupe des algues isocarpées).

VII

VALEUR SÉMÉIOLOGIQUE DE L'EXPECTORATION DANS LA PHTHISIE PULMONAIRE.

Ce chapitre pourrait être long si nous voulions reproduire toutes les indications séméiologiques tirées par les anciens auteurs de l'examen des crachats. Mais nous en avons fait justice dans les chapitres précédents ; il est inutile de les réfuter de nouveau. Et nous devons avouer que les véritables indications données par les crachats, pour le diagnostic et le pronostic de la phthisie pulmonaire, peuvent être énoncées en quelques lignes.

Au début de la phthisie, l'expectoration n'a aucune valeur. Dès qu'elle commence à devenir purulente et surtout à se strier de sang, elle doit faire penser à la phthisie, car il y a de grandes probabilités pour cette maladie. Cependant on peut avoir affaire à des affections laryngiennes ou bronchiques. La forme nummulaire n'a aucune valeur, quoiqu'il y a à peine quarante ans Louis et Chomel se soient contentés de ce premier indice pour diagnostiquer la phthisie. Mais, si, dans ces crachats, le microscope démontre la présence de fibres élastiques, alors on peut affirmer qu'il y a phthisie et que le poumon est ulcéré. Voilà une indication nette et absolue. Mais deux éléments sont nécessaires : les crachats que nous avons décrits et les fibres élastiques ; car ces dernières se trouvent dans la gangrène pulmonaire et les infarctus hémoptoïques. Nous avons déjà dit que, dans la gangrène, les crachats étaient fétides, et que dans les infarctus ils sont ocreux ou bistrés.

La présence des fibres élastiques doit servir non-seulement au diagnostic, qui ordinairement est établi avant leur découverte, mais au pronostic et à l'étude de la marche de la maladie. Si, chez un individu qui a présenté des fibres élastiques, celles-ci viennent à disparaître, on en conclura que le travail ulcératif se limite ; si elles reparaissent, que le processus morbide reprend son cours. Cet examen a bien son importance, surtout lorsque les lésions sont profondes et sont peu perceptibles par le sens de l'ouïe.

L'abondance des crachats au début d'une phthisie confirmée doit être d'un mauvais augure : elle indique que la maladie sera rapide. Hippocrate avait déjà dit cela. Rappelons, pour mémoire, que certains auteurs, en voyant une expectoration continuellement abondante dans une phthisie, pensent qu'elle est de nature syphilitique.

Lorsque les crachats d'un phthisique font des taches empesées sur le linge, on aura affaire à un diabétique.

Quand l'expectoration cesse brusquement, il faudra soupçonner l'arrivée d'une maladie intercurrente ou l'approche de la mort.

Il est souvent utile de comparer les signes physiques avec l'expectoration. Ainsi, du jour au lendemain, on peut voir des râles humides être remplacés par de la pectoriloquie. Ce changement brusque n'étonnera pas, si l'on apprend que le malade a eu une grande expectoration qui a vidé ses cavernes. (Andral, Thèse, p. 80.)

Le docteur Garreau, de Laval, a vu quelquefois dans le cours de la phthisie survenir des crachats rouillés et visqueux alternant avec des crachats noirâtres, et cela sans fièvre. Même le bien-être augmente, et les phénomènes généraux s'amendent. Il se ferait là, d'après l'auteur, une pneumonie interstitielle salutaire qui provoquerait la cicatrisation du tissu ulcéré. C'est là une hypothèse qui aurait besoin de vérification.

M. Pidoux considère que plus l'expectoration est facile, opaque et étalée en larges plaques, plus le pronostic est grave; et qu'au contraire, toutes les fois qu'une toux spasmodique et convulsive, quelle qu'en soit la cause, se montrera dans le cours de la phthisie confirmée avec une expectoration glaireuse et transparente, elle pourra motiver un pronostic moins grave. Elle permettra des délais beaucoup plus étendus que la toux humide, sans spasme et facilement suivie d'une expectoration opaque, abondante et un peu aérée. En effet, la toux spasmodique et convulsive possède, d'après M. Pidoux, quelque chose des propriétés antagonistes de l'asthme contre le processus tuberculeux. Avec elle, la fièvre et l'inflammation, qui favorisent la fonte du produit morbide, ne sont jamais bien vives, et la phthisie se ralentit et tend à s'immobiliser. M. Garreau, de Laval, pense aussi que, lorsque cette expectoration filante et difficile apparaît chez les phthisiques arthritiques, elle est le signe d'un heureux pronostic.

Cette modification heureuse pourrait être expliquée par la production d'un emphysème, ce qui est loin d'être rare chez les tuberculeux. Sous l'influence de cet emphysème survient l'atrophie des capillaires pulmonaires, et le rétrécissement du champ de la circulation locale empêche cette nutrition active qui constitue l'hyperplasie tuberculeuse. (Voyez article Asthme du Dictionnaire de Jaccoud, par le professeur G. Sée, p. 685.)

L'examen de l'expectoration est utile pour le diagnostic de la phthisie granuleuse généralisée. La striation des crachats par du sang pur, rutilant, les différenciera des crachats de la pneumonie ou de la bronchite capillaire. Ces caractères empêcheront aussi de confondre la phthisie granuleuse généralisée avec une fièvre typhoïde, dans laquelle l'expectoration est nulle ou mélangée de sang noir provenant du nez.

Les crachats noirs n'auront de valeur que s'ils surviennent chez des ouvriers soumis aux poussières de charbon et s'ils persistent un certain temps après que ceux-ci auront quitté leurs travaux. Dans ce cas, on sera en présence d'une phthisie professionnelle.

Parmi les expectorations accidentelles, la bronchorrhée et l'expulsion de calculs n'ont aucune valeur pronostique. L'apparition si rare des crachats d'apoplexie pulmonaire ou de bronchiectasie devront aggraver le pronostic.

VIII

INDICATIONS THÉRAPEUTIQUES FOURNIES PAR L'EXPECTORATION DANS LA PHTHISIE PULMONAIRE.

Nous avons vu que l'examen histologique des crachats donne de précieux renseignements sur la marche des ulcérations profondes du poumon, et, par conséquent, d'utiles indications sur le traitement hygiénique et médicamenteux (aération, température douce, hydrothérapie, révulsifs, toniques).

L'abondance de l'expectoration fournit de nouvelles indications. Tout d'abord, lorsque l'expectoration est abondante et séjourne longtemps dans les bronches, il faut, pour commencer, hâter son expulsion ; car nous avons vu que les crachats purulents, en restant dans les voies aériennes, viciaient l'atmosphère respirable et augmentaient la dyspnée, déjà si pénible chez la plupart des phthisiques. Van Swieten et Andral ont même vu la suffocation survenir à la suite de l'arrêt des mucosités. Il faudra donner des toniques, du chlorate de potasse, et ne pas craindre un ou deux vomitifs. Lorsque le danger immédiat est passé, il faut avoir en vue un autre but : la diminution de la sécrétion.

Dans le chapitre consacré à l'examen chimique de l'expectoration, nous avons vu quelle quantité considérable de matières organiques et minérales est expulsée par les crachats et combien est grande cette source de dénutrition. En outre, l'expectoration abondante nécessite une toux fréquente, et les pauvres phthisiques ont encore une nouvelle cause de fatigue et d'épuisement. On les soulagera donc beaucoup en leur évitant de tousser et en tarissant leur flux muqueux.

Beaucoup de médicaments ont été proposés pour atteindre ce but. Parmi les meilleurs et les plus sûrs, il faut citer l'opium, et surtout son alcaloïde, la morphine. On prescrira 10 centigrammes d'extrait thébaïque, ou on fera une injection sous-cutanée de 1 centigramme de morphine chaque jour. M. le professeur Sée a insisté cette année même, dans ses leçons cliniques, sur l'action de la morphine sur le système vaso-moteur, et en particulier sur la diminution des sécrétions muqueuses, tout aussi bien dans le poumon que dans l'intestin.

On obtiendra aussi de bons effets avec les préparations d'Eucalyptus. D'après plusieurs observations recueillies par M. Gimbert, de Cannes, on obtiendrait une diminution notable de l'expectoration par l'administration journalière de 1 ou 2 capsules contenant chacune 20 centigrammes d'essence d'Eucalyptus.

La créosote du goudron de hêtre a été employée aussi par plusieurs médecins anglais et français. Et récemment, mon maître et ami M. Bouchard, agrégé de la Faculté, a obtenu avec cette substance d'importants résultats qu'il a bien voulu nous communiquer. Grâce à sa généreuse obligeance, nous sommes heureux de pouvoir donner les *extraits de cinq observations inédites* recueillies par ce savant clinicien, et nous le prions de recevoir ici l'expression de toute notre reconnaissance :

OBS. I. — B...., 35 ans, infirmier dans le service de M. Bouchard, à Bicêtre. Phthisie caractérisée par de la submatité dans les deux fosses sus-épineuses, surtout à gauche ; avec de la respiration rude et de l'expiration prolongée ; augmentations des vibrations thoraciques, bronchophonie et râles bullaires au sommet gauche, douleur dans le côté gauche ; fièvre, sueurs, amaigrissement.

Ce malade remplissait un crachoir de crachats purulents en 24 heures.

Le 6 avril 1876, il commence à prendre 40 centigrammes de créosote par jour.

Daremberg.   5

Le 14 avril, la toux est moins fréquente, les crachats couvrent à peine le fond du crachoir.

Le 15 avril, il n'y a plus que 3 ou 4 crachats muqueux.

Le 16, il n'y a plus aucune expectoration.

La cessation de l'expectoration a persisté jusqu'à ce jour et en même temps les signes physiques ont disparu progressivement.

Obs. II. — Mademoiselle G., 22 ans; a eu un frère mort phthisique ; tousse depuis 15 mois, a eu 8 ou 10 hémopotysies, est sujette à l'urticaire. Elle a une douleur fixe sous la clavicule gauche, avec respiration rude, bruyante, séche, sans matité, avec légère bronchophonie. Elle tousse et expectore des crachats jaunâtres. A l'automne dernier, elle commence à prendre 20 centigrammes de créosote par jour. Pendant l'hiver elle a encore 4 hémoptysies. Au mois de Juin 1876, elle n'avait plus eu d'hémoptysies depuis 4 mois; la toux et l'expectoration ont complètement disparu. La douleur persiste.

Obs. III. — Mme B. 39 ans; a eu une sœur, un frère, une fille, un oncle, morts phthisiques. Elle a commencé à tousser à 36 ans, et a expectoré en même temps des crachats striés de sang. Le 17 novembre 1875, elle a des râles bullaires sous la clavicule droite avec de la matité ; des sueurs nocturnes et de l'amaigrissement; une expectoration jaune abondante. Elle commence à prendre 20 centigrammes de créosote. Le 19 décembre, la toux et l'expectoration ont diminué. Le 28 février 1876, l'expectoration est presque nulle.

Obs. IV. — Mme C., 17 ans, non réglée, tousse depuis le mois d'août 1875. La toux augmente en 1876; L'expectoration devient purulente. Il y a de la diarrhée, des sueurs nocturnes, et un écoulement purulent par l'oreille droite. On perçoit de la matité sous la clavicule droite ; des râles bullaires dans les 2 fosses sous épineuses, de la respiration saccadée sous les deux clavicules, le 29 mars, elle prend 30 centigrammes de créosote par jour; le 28 avril, elle tousse beaucoup moins et l'expectoration a très-notablement diminué.

Obs. V. — R. 27 ans; a eu la syphilis à 24 ans, a eu à une bronchite à 26 ans ; depuis ce temps la toux a persisté avec enrouement, puis aphonie. Expectoration jaune abondante. Matité presque absolue sous la clavicule droite avec des gros râles bullaires abondants.

Le 30 novembre 1875, il prend 20 centigrammes de créosote.

Le 30 avril 1876, la voix est revenue, la toux est moins fréquente l'expectoration est presque nulle.

(La *créosote* du goudron de hêtre est, suivant Hlasiwetz et Barth, *Journal für prat. Chemie*, 1858, une combinaison de créosol, $C^8H^{10}O^2$, avec un hydrogène carboné. D'autres auteurs ne lui trouvent pas les caractères d'une combinaison définie. Elle est huileuse, incolore, mais se colorant au soleil ; son odeur est forte ; elle est très-soluble dans l'alcool, l'éther, l'acide acétique ; elle est peu soluble dans l'eau. Pour reconnaître la créosote du goudron de hêtre du phénol du goudron de houille, on se sert du collodion. 15 parties de phénol et 10 parties de collodion donnent une masse gélatineuse, tandis que la créosote se mélange avec le collodion en donnant une solution claire.)

IX

DE LA CONTAGION DE LA PHTHISIE PAR L'EXPECTORATION.

Aujourd'hui la contagion de la phthisie est jugée de trois façons différentes. Les uns affirment que la phthisie n'est pas contagieuse ; les autres admettent qu'elle est transmissible par ses produits, mais qu'on peut aussi la développer par l'inoculation d'autres substances ; enfin les derniers la regardent comme une maladie virulente.

La question est donc trop discutée pour que nous puissions incidemment la juger. Cependant nous n'avons pu laisser absolument dans l'ombre les faits de propagation de la phthisie par les crachats, et les indications prophylactiques que les contagionistes en ont tirées.

La contagion de la phthisie par l'expectoration est une idée déjà ancienne, et Galien disait qu'il est dangereux de respirer les émanations des crachats des phthisiques. Cette idée fut émise par différents auteurs, qui se fondaient sur des cas de cohabitation funeste. Mais ils n'avaient pas fait d'expériences. Au commencement du siècle, le docteur Malin avait bien raconté que deux chiens appartenant à une phthisique succombèrent l'un et l'autre à la maladie de leur maîtresse après avoir avalé ses crachats, mais ces faits passèrent inaperçus. Il en fut de même de ceux rapportés par Albers en 1834 et par Klenke en 1843. C'est M. Villemin, professeur au Val-de-Grâce, qui fit entrer la question de la contagion de la phthisie dans le domaine des questions scientifiques. En 1866, il rapporta deux cas de production de la phthisie par l'inoculation des crachats de tuberculeux.

En 1868, W. Marcet publia sur ce sujet des expériences variées, reproduites par mon maître et ami M. Damaschino dans sa thèse d'agrégation : il injecta à 11 cochons d'Inde des crachats de phthisiques arrivés à la période ulcérative ; 10 présentèrent des tubercules dans tous les organes, et le 11ᵉ des tubercules douteux. Ils moururent du quarantième au soixantième jour. Par comparaison, des crachats de bronchite simple inoculés à des cochons d'Inde ne firent naître aucune manifestation tuberculeuse. Aussi, pour Marcet, cette inoculation est tellement spécifique qu'elle pourrait, dans les cas douteux, éclairer le diagnostic de la nature d'une bronchite.

Cependant tous les faits ne sont pas aussi probants. M. Bouley a rapporté en 1869 l'histoire d'une jeune cobaye qui reçut à plusieurs reprises 9 grammes de crachats tuberculeux en injection, et dont l'autopsie ne révéla aucun tubercule. En même temps Waldenburg montrait que des crachats de catarrhe simple injectés déterminaient dans les poumons des éruptions miliaires, et que, d'autre part, l'inoculation de la phthisie par les crachats de phthisiques n'était pas constante.

Les expériences se multipliaient, sans se ressembler. Pendant la même année 1869, Paterson injectait des crachats dans les organes respiratoires et voyait se développer dans les poumons des granulations tuberculeuses. Et M. Villemin, continuant ses recherches, communiquait à l'Académie de médecine un long mémoire sur ce sujet.

Dans une première série d'expériences, les crachats délayés et battus avec un peu d'eau étaient introduits dans une seringue de Pravaz, et 5 à 10 gouttes étaient insinuées sous la peau. 3 lapins sur 4 moururent tuberculeux. Dans une seconde série d'expériences, les crachats tuberculeux avaient été inoculés à l'aide d'un fil à ligature imbibé par eux et passé en séton : trois lapins sur cinq moururent tuberculeux.

D'autre part, trois lapins inoculés avec des crachats rapidement séchés sont devenus tuberculeux. Par d'autres expériences, M. Villemin a, vu que l'expectoration perd sa propriété contagieuse, lorsqu'elle reste liquide, pendant plusieurs jours, ou lorsqu'elle est desséchée depuis longtemps.

Dans une dernière série d'expériences l'auteur donne à quatre cobayes 40 grammes de crachats de phthisiques au deuxième degré, mélangés avec du son. Tous les quatre, morts ou tués au bout de trois mois, présentaient des granulations tuberculeuses dans les poumons et les ganglions. Ainsi, non-seulement l'inoculation, mais l'ingestion seule des crachats des phthisiques peut d'après l'auteur, déterminer la phthisie.

Les anti-contagionistes ne pouvaient nier ces expériences, mais ils n'admettaient pas la virulence du tubercule. Lebert et O. Wyss démontrèrent en 1867, que l'in-

jection de pus et de mercure métallique provoquerait les
même désordres. Fox, Simon et Sanderson en 1868 véri-
fiaient ces assertions. En 1869 Waldenburg, en inoculant
du bleu d'aniline fit naître des inflammations caséeuses éten-
dues et des granulations en tout semblables aux granulations tuberculeuses. De cette nouvelle série de recherches,
il résultait que les nodules tuberculeux naissaient à la suite
d'embolies capillaires ou de petites irritations localisées.
Cette hypothèse concordait assez bien avec l'origine des
phthisies professionnelles par pénétration de pousssières.

En outre, on ne se contenta pas de dire que le tubercule était le fruit non-seulement du tubercule, mais de
toute autre substance en suspension introduite dans l'organisme. En 1871 M. Metzquer, dirigé par M. Feltz, de
Nancy, vint dire à l'Académie que dans toutes ces inocula
tions, tuberculeuses ou autres, on ne développait pas la
phthisie, mais simplement des accidents septiques.
M. Colin reproduit cette idée en 1873. En 1874, Friedlander et Freidreich, au Congrès de Breslau, nient complètement la contagion de la tuberculose. On ne développerait
par les inoculations, nous dit M. Lancereaux, qu'un simu-
lacre de phthisie pulmonaire. Le 11 août 1874 et le 16 novembre 1875, M. Metzquer dans deux nouveaux mémoires
affirmait qu'une mauvaise hygiène avait causé la mort des
animaux de M. Villemin ; que les siens ne succombaient
pas. Et que ce qu'on avait pris pour des tubercules était
des abcès en voie de dégénérescence graisseuse, des infarctus de matière inoculée, ou des noyaux de pneumonie
alvéolaire.

Pendant ce temps, les contagionistes faisaient de nouvelles expériences, et M. Chauveau, de Lyon, leur appor-
tait un secours puissant. Dans la gazette hebdomadaire
du 5 avril 1872, il annonce qu'il a nourri 11 veaux de

lait avec 2 à 400 grammes de matière tuberculeuse pendant quinze jours et que tous avaient des lésions tuberculeuses, surtout ganglionnaires. En 1874, il raconte l'histoire d'un veau de lait, qui, après l'ingestion de 3 grammes de matière tuberculeuse prise dans les bronches d'une vache, a succombé au bout de dix semaines avec deux ganglions mésentériques manifestement tuberculeux. Et que d'autres veaux, ayant ingéré plus de matière, avaient des lésions ganglionnaires multiples et quelques foyers caséeux dans les poumons.

M. Viseur, vétérinaire à Arras, annonçait à l'Académie de médecine, le 15 septembre 1874, qu'il avait trouvé des lésions tuberculeuses multiples chez six chats alimentés avec de la viande de vache tuberculeuse. D'autres auteurs incriminaient aussi le lait des vaches tuberculeuses.

Ces nouveaux faits ont encouragé les contagionistes dans la propagation de leurs doctrines, et les adhésions leur arrivent. M. Villemin déclare dans la gazette hebdomadaire du 22 octobre 1775, qu'il croit aujourd'hui à la virulence de la phthisie, comme en 1866.

Mais, au milieu des diffrents partis, la question de la contagion de la phthisie par les crachats reste intacte. Que la phthisie soit virulente, ou simplement inoculable, il n'en reste pas moins avéré que l'absorption de crachats desséché ou l'ingestion de crachats frais détermine des lésions inflammatoires funestes. Nous n'avons pas besoin de préjuger de leur nature, tuberculeuse ou non, pour recommander aux malades d'éviter d'avaler leurs crachats et de laisser dessécher leur expectoration. Les phthisiques doivent recueillir leurs crachats dans des vases plus hauts que larges pour qu'ils restent à l'état liquide ; ces vases seront vidés dans les fosses ou dans les branches d'égout, comme cela se fait dans les hôpitaux. Ils doivent surtout se garder de cracher sur le plancher de leur chambre ou dans des linges, car la poussière de leur expectoration desséchée pourrait devenir une cause d'infection.

INDEX BIBLIOGRAPHIQUE

HIPPOCRATE. Œuvres choisies, trad. Ch. Daremberg, 2° édition, 1855.

CELSUS. De médicina. Ed. Car. Daremberg, Leipzig, 1859.

GALIEN. Œuvres, trad. Ch. Daremberg, t. II. 1856.

ORIBASE. Trad. Ch. Daremberg et Bussemaker, t. V. 1873.

SCHNEIDER. Liber de Catarrhis spécialis unus. Wittemberg, 1664.

MORTON. Phthisiologia. Londres, 1689.

BŒRHAARE. De utilitate inspiciendorum in aegris excrementorum ut signorum. Leyde, thèse, 1693.

BUBBE. De spadone hippocratico, Lapicidarum Seebergentium hemoptysim et phthisim pulmonalem præcedente. Halae Magd. 1721.

BORDEU. Recherches sur les maladies chroniques, 1775.

CULLEN. Eléments de médecine pratique. Trad. Bosquillon, Paris, 1787.

BAUMES. Traité de la phthisie pulmonaire, 1805.

FOURCROY et VAUQUELIN. Mémoire sur le mucus animal. Annales de chimie, t. LXVII, p. 26. 1808.

PEARSON. On expectorated matter. Philos. transact. 1809.

JOHN. Chemische Untersuchungen. Berlin, 1810. t. II.

GRUITHUISEN. Bulletin des sciences médicales. 1811.

BAYLE. Recherches sur la phthisie pulmonaire, 1810. Mémoire sur la phthisie, 1812.

PEARSON. On the Colouring matter of the black bronchial glands and of the black spots of the Lungs. Philos. Transact. t. CIII. 1813. p. 159.

BERZELIUS. Mémoire sur la composition des fluides animaux. Annales de chimie, t. 88. 1813.

ANDRAL. Recherches sur l'expectoration dans les diverses affections de poitrine. Thèse de Paris, 1821.

CHEVREUL. Article : Mucus. In Dict. des sciences nat. t. XXXIII, p. 269. 1824.

ANDRAL. Article : Pus. In Dict. de médecine, 1827.

Grégory. Case of Peculiar Black infiltration of the whole Lungs, resembling melanosis. Edinb. med. and chir. Journ. t. XXXVI. p. 389. 1831.

Saussure. Bibliothèque universelle de Genève, 1833.

Lænnec. Traité de l'auscultation médiate et des maladies du poumon. 1837.

Gueterbock. Essai physiologique sur le pus. trad. in: L'expérience, n° 25. Mars 1838.

Rees. Art. mucus. In the cyclopedia of anatomie and Physiology, t. III. p. 481. Londres 1839-1847.

L'héritier. Chimie pathologique. 1842.

Sandras. Etude microscopique des crachats, et particulièrement chez les tuberculeux. L'Expérience, t. 10, p. 42. 1842.

Holland. Phthisis induced by the Inhalation of gritty and metallic Particles. London and Edinb. Journ. t. III. 1843.

Buhlmann. Beitrage zur Kenntniss der kranken Schleimhaut der Respirations organe und ihrer Produkte durch das Microscop. Berne, 1843.

Louis. Recherches sur la phthisie, 1843.

Caventou. Mémoire sur quelques matières animales saines et morbides. Bulletins de l'Ac. de médec. t. 8. 1843.

Donné. Cours de microscopie. 1844.

Remak. Pathogenetische und diagnostische Untersuchungen, Berlin 1845.

Fawell. On grinder's asthma. Transact. of the Provincial med. and surg. Assoc. t. XIV. p. 143. 1846.

Hardy. Des recherches chimiques appliquées à l'étude des maladies. thèse d'agrégation, Paris, 1847.

Lebert. Traité pratique des affections scrofuleuses et cancéreuses. 1849.

Christison Edinb. med. and. chir. Journal. t. XXXVI. p. 389. 1851.

Schrœder. Van der Kolk. De la présence des fibres élastiques dans les expectorations comme signe certain de la phthisie. Trad. in : Journal des Connaissances med.-chir., 17 avril 1851.

Bennet. The pathology and treatment of pulmonary tuberculosis. Edinb. 1853.

Robin et Verdeil. Traité de chimie anatomique et physiologique du corps humain. 1853.

Black. On the Pathology of the bronchio-pulmonary mucous membrane. Monthly Journ. t. XVI, 1853.

Becquerel et Rodier. Chimie pathologique. 1854.

Biermer. Die Lehre vom Auswurf. Wurtzbourg. 1855.

DESAYVRE. Etudes sur les maladies des ouvriers de la manufacture d'armes de Chatellerault. Ann: d'hygiène, 2e série, t. V. 1856.

GUÉNEAU de MUSSY. Traité de l'angine glanduleuse. 1857.

SCHUTZENBERGER. (Ern). Recherches sur la composition de l'expectoration et sur sa valeur séméiologique dans quelques affections de poitrine. thèse de Strasbourg, 1858, n° 410.

ZIMMERMANN. Zur Pathol. Physiologie der cholera. Deutsche klinik, n° 30 à 37. 1858.

CHARCOT. De la pneumonie chronique, thèse d'agrég. 1860.

BAMBERGER. Beitrag zur Lehre vom Auswurf. Wurtzburger med. Zeitschrift. t. II. 1861.

WIRCHOW. Pathologie cellulaire, trad. Picard. 1861.

DANJOY. De la phthisie pulmonaire dans ses rapports avec les maladies chroniques. Thèse de Paris, 1862, n° 56.

JORDAN. Die Krankheiten der Arbeiter in den Stahlfabriken. Casper's Vierteljahrschr. t. XXIII, p. 136, 1863.

KUBORN. Etude sur les maladies des ouvriers mineurs employés aux exploitations houillières. 1863.

CROCQ. Bulletin de l'Ac. de med. de Belgique, 2e série, t. V. 1858.

BUCQUOY. Des concrétions sanguines. th. d'agrég. 1863.

POUCHET. (F. A.). Production de bactéries et de vibrions dans les phlegmasies des bronches, des fosses nasales, etc. Comptes Rendus, Ac. des Sc., t. LIX. p. 748, 1864.

CHATIN. De l'expectoration et de la composition des crachats dans les diverses maladies de l'appareil respiratoire. J. de med. de Lyon, p. 161. 1864.

GAMGEE. On the characters of the expectoration in cases of Fetid Bronchitis and gangrene. Edinb. med. Journ. t. X. p. 807. 1865.

BEAUGRAND. Article : Aiguiseurs. In dict. de Dechambre, t. II. 1re partie. p. 208. 1865.

SÉE. Article : Asthme. In dict. de Jaccoud. t, III. 1865.

BEALE. De l'urine. trad. Ollivier et Bergeron, 1865.

VALLEIX. Guide du médecin praticien, 5° édition refondu par Lorain. t. II. 1866.

BAZIN. De la syphilis et des syphilides. 1866.

DECHAMBRE. Art. anthracosis. In. Dict. encyclop. t. V. 1re p. 1866.

SÉE. Du sang et des anémies. 1866.

VARRHAILLON. Phthisie des aiguiseurs. thèse de Paris, n° 239. 1866,

VOGEL. Deutsche archiv. fur klinische Medicin, t. II. 1866, et t. III. 1867.

SPRING. Symptomatologie, ou traité des accidents morbides. Bruxelles, 1866-68.

ROUSTAN. Recherches sur l'inoculabilité de la phthisie. thèse de Paris, 1867.

HÉRARD et CORNIL. La phthisie pulmonaire. Etude anatomo-pathologique et clinique. 1867.

BISCHOFF. Ueber die Ausscheidung der Phosphaursaure durch den Thierkorper. Canstatt's Jarhb. 1867 t. I. p. 158.

Acad. de médecine. Bulletins, 1867 et 1868. Discussion sur l'inoculation de la phthisie (discours de MM. Colin, Chauffard, Pidoux, Béhier, Hérard).

LEBERT et O. WYSS. Archiv. par Pathol. anat. and. Phys. t. XL. 1867 et t. XLI, 1868.

SIMON. Britisch med. Journ. 1868.

LEROY. Des concrétions bronchiques. thèse de Paris, 1868.

MANTEGUIAZZA. Essai sur la séméiologie des crachats considérés surtout au point de vue microscopique, th. de Paris 1868. n° 80.

MARCET. On the inoculation of animal as o mean of diagnosis in tuberculos. phthisis. Med. Chir. Trans. t. 50. 1868.

BARTH. Article Bronchite, In. dict. de Dechambre. 1869.

BLACHEZ. Article: Bronches, In. dict. de Dechambre. 1869.

WALDENBURG. Tuberculose Lungenschwindsucht und Scrofulose. Berlin 1869.

MARTINEAU. Article : Crachats, In. dict. de Jaccoud, 1869.

VILLEMIN. Etude sur le tubercule, 1868. Bull. de l'Acad. de méd., déc 1865 et oct. 1866. De la propagation de la phthisie, 1869.

PATERSON. In reports on the progr. of. med. by Dobelt, 1869.

WALSHE. Traité clinique des maladies de la poitrine. 3° éd. trad. par Fonssagrives, P. 1870.

WOILLEZ. Dictionnaire de diagnostic médical. 2e éd. 1870.

BERGONIER. De la mélancolie considérée comme cause de tuberculisation thèse de Paris, 1871, n° 177.

GORUP-BESANEZ. Anleitung zur qualit. Zoochem anal. 1871.

METZQUER. Etude clinique de la phthisie galopante ; preuves expérimentales de la non-spécificité et de la non-inoculabilité des phthisies, 1871.

Mathieu et Urbain. Recherches sur le gaz du pus. Gaz. hebdom. 1871.
n° 24 et 1872, n° 21.

Costes. Des terminaisons du diabète sucré, th. de Paris 1873, n° 194.

Bouillon. Propriétés thérapeutiques de l'Encalyptus globulus. Thèse de
Paris, 1872, n° 324.

Schultze. Wirchow's archiv : t. 61. p. 130. 1872.

Chauveau. Démonstration de la virulence de la tuberculose par les effets
de l'ingestion de la matière tuberculeuse dans les voies digestives.
Gaz. hebdom. 6 avril 1872.

Damaschino. Etiologie de la tuberculose. thèse d'agrég., 1872.

Lancereaux. De la maladie expérimentale comparée à la maladie spon-
tanée. thèse d'agrégation, 1872.

Landrieux. Des pneumopathies syphilitiques. th. de Paris, 1872, n° 235.

Marcet. Recherches sur les phénomènes chimiques de la nutrition des
tissus des muscles et des poumons, à l'état normal et dans la phthisie tuberculeuse. Ann. de phys. et de chimie, série 4, t. XXX.
p. 71, 1872.

Bergeron. Des caractères généraux des affections catarrhales aigües.
thèse d'agrégation, 1872.

Lépine. De la pneumonie caséuse. th. d'agrég., 1872.

Duguet. De l'apoplexie pulmonaire. thèse d'agrég. 1872. Hœpffner. De
l'urine de quelques maladies fibriles. th. de Paris, 1872.

Renzi. Le phosphate de chaux dans l'urine des phthisiques. L'imparziale,
n° 9. 1872.

Woillez. Expectoration séreuse dite albumineuse. Union médicale,
1873. t. II.

Terrillon. Expectoration albumineuse. th. de Paris, 1872.

Dujardin Beaumetz. Note sur un cas d'hydro-pneumothorax avec expectoration albumineuse. Soc. médic. des hop., 13 Juin 1873.

Féréol. Expectoration albumineuse consécutive à la thoracentèse. Union
médicale, 1873.

Mathias Duval et Lereboullet. Manuel du microscope, 1873.

Jaccoud. Leçons de clinique médicale, 1873.

Pidoux. Etudes générales et pratiques sur la phthisie, 2ᵘ édition, 1874.

Friedlander. Versuche über die Frage der Impftuberculose. Berlin.
Klin. Woschens. 1874. n° 44 p. 559.

Drivon. Expectoration albumineuse conséc. à la thoracentèse. Lyon
médical, t. 15, p. 537, 1874.

GAUTIER. Chimie appliquée à la Physiologie, à la Pathologie et à l'Hygiène. 2e vol. 1874.

GUENEAU DE MUSSY. Clinique médicale, t. I. 1874.

ROBIN. Traité des humeurs, 2e édition, 1875.

BOUCHUT. Nouv. élém. de Path. génér. de Séméiol et de Diagnostic. 3e éd. 1875, p. 1121.

FOUCART. De la mort subite après la thoracentèse, th. de Paris, 1875.

TEISSIER. Recherches comparées sur l'élimination des phosphates dans la chlorose vraie et dans la phthisie pulmonaire (Assoc. franc. pour l'avancement des Sciences. Congrès de 1875).

ARLIDGE. On lung disease from inhalation of dust. Brit. and foreing med. chir. Review., oct. 1875.

CROCQ. Inoculabilité du tubercule. Congrès de Bruxelles et Gaz. hebd. 1875. n° 40.

RENK. Uber die Mengen des Auswurfes bei verschiedenen Erkrankungen des Respirations organes. Zeitschrift fur Biologie, XI Bd. I Hft. 1875.

Dr X. Journal humoristique d'un médecin phthisique. 1876.

ROBIN. Article : Muqueux. In dict. de Dechambre, 1876.

MARCET. De la phthisie considérée comme une forme de la septicémie. St George's Hosp. Rep. vol. VII, 1876.

BURDEL. Histoire d'un calcul des bronches, son origine et son expulsion. Bull. Ac. de med., 25 avril 1876.

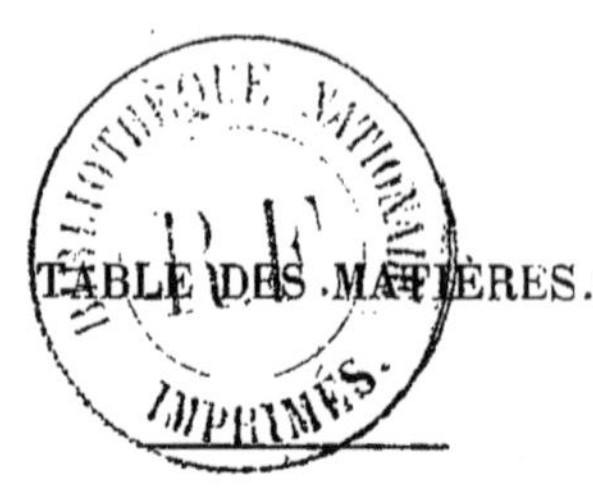

TABLE DES MATIÈRES.

Paris. — A. PARENT, imprimeur de la Faculté de Médecine, rue M.-le-Prince, 29-31.